I0436738

Enfermera

de la

Unidad de Alzheimer

La guía completa

ALEXANDRE CAREWELL

Índice

« *No debemos ver la enfermedad de Alzheimer como una condena a la inevitable pérdida de memoria y funcionalidad, sino como una enfermedad que puede prevenirse y, algún día, curarse.* »

Capítulo 1

INTRODUCCIÓN ENFERMEDAD DE ALZHEIMER

Definición y características
la enfermedad

La enfermedad de Alzheimer, a la que el público en general suele referirse con un aire de misterio, es en realidad una enfermedad neurodegenerativa que arraiga en lo más profundo del cerebro. Es la forma más común de demencia y representa entre el 60 y el 80% de los casos. Pero, ¿qué define exactamente a esta enfermedad?

En el núcleo de este trastorno se encuentra un debilitamiento progresivo de las funciones cognitivas del paciente. A menudo comienza con simples olvidos o lapsus, pero esta pérdida de memoria puede progresar rápidamente a olvidos más significativos que afectan a la vida diaria. A continuación, la enfermedad se abre camino hacia capacidades más complejas como el juicio, el pensamiento y, por último, el comportamiento, la personalidad y las funciones motoras.

Un recorrido por el cerebro de una persona con enfermedad de Alzheimer revela placas amiloides y ovillos neurofibrilares. Estas estructuras anormales dificultan la comunicación entre las neuronas, provocando su muerte y el encogimiento progresivo del cerebro. Estos cambios fisiológicos son testigos silenciosos de una tormenta que se desata en el interior y que afecta a la forma en que se forman, almacenan y recuerdan los recuerdos.
Sin embargo, la enfermedad de Alzheimer no es parte integrante del envejecimiento, aunque es más frecuente en personas de 65 años o más. También existe una forma más rara pero igualmente perniciosa conocida como Alzheimer de inicio precoz, que puede afectar a personas tan jóvenes como de cuarenta años.

Los síntomas y la progresión de la enfermedad pueden variar de una persona a otra. Para algunos, el declive puede ser lento y casi imperceptible durante años, mientras que para otros puede ser rápido y devastador. Este espectro de manifestaciones es una de las razones por las que el diagnóstico precoz es crucial. El diagnóstico precoz no sólo puede ayudar a poner en marcha estrategias de afrontamiento, sino que también abre la puerta a tratamientos que, aunque no curan la enfermedad, pueden ralentizar su progresión.

A día de hoy, el Alzheimer sigue siendo un reto médico, social y humano. A pesar de los avances en la investigación, las causas exactas siguen siendo un misterio, al igual que la búsqueda de una cura. Pero una cosa es cierta: comprender esta enfermedad significa ante todo abrazar la complejidad de la mente humana y la urgente necesidad de proteger nuestra capacidad de recordar, pensar y sentir.

Historia y descubrimiento

Las raíces históricas de la enfermedad de Alzheimer se remontan a principios del siglo XX, aunque los síntomas asociados a la demencia se conocían mucho antes. Esta es la historia de un descubrimiento, de la colaboración científica y del reconocimiento gradual de una enfermedad que hoy lleva el nombre de un neurólogo alemán.
En 1901, en Frankfurt, el Dr. Alois Alzheimer conoció a una paciente llamada Auguste Deter. Tenía 51 años y unos síntomas cuanto menos intrigantes: profundas pérdidas de memoria, alucinaciones y trastornos del lenguaje. Al describir su estado, Auguste dijo una vez: "*Me he perdido a mí misma*". La rápida progresión de sus síntomas la llevó a la muerte sólo cinco años después. Intrigado por su caso, Alzheimer examinó su cerebro post mortem, aventurándose en las profundidades de su tejido cerebral.

Lo que descubrió fue revolucionario. El cerebro de Augusto estaba plagado de placas y ovillos, las mismas placas amiloides y ovillos neurofibrilares que los investigadores asocian ahora con la enfermedad. En 1906, en una conferencia en Tubinga, Alzheimer presentó sus hallazgos, destacando estas anomalías cerebrales y relacionándolas con la demencia.

Sin embargo, a pesar de este importante descubrimiento, no fue hasta la década de 1970 cuando se reconoció que la enfermedad de Alzheimer era la principal causa de demencia. Antes de esto, la demencia se consideraba a menudo una consecuencia inevitable del envejecimiento. Fue con la acumulación de pruebas, los avances en las técnicas de neuroimagen y el aumento de la longevidad cuando quedó clara la distinción entre el envejecimiento normal y la enfermedad de Alzheimer.

A lo largo de los años, los avances en la investigación han permitido comprender mejor los mecanismos biológicos subyacentes, los factores de riesgo genéticos y ambientales y el curso clínico de la enfermedad. Han surgido nuevas teorías, se han desarrollado fármacos y se han explorado estrategias de prevención.

Hoy, más de un siglo después de que se describiera por primera vez la enfermedad de Alzheimer, nos encontramos en los albores de una era de investigación e innovación sin precedentes. Y aunque la lucha contra esta enfermedad sigue siendo un gran desafío, los incansables esfuerzos de investigadores, médicos y cuidadores ofrecen la esperanza de un futuro en el que la enfermedad de Alzheimer podría controlarse, o incluso erradicarse.

Epidemiología y prevalencia

La epidemiología, la ciencia que estudia los factores que influyen en la salud y la enfermedad en las poblaciones, nos ofrece una visión panorámica del alcance y la distribución de la enfermedad de Alzheimer en todo el mundo. La prevalencia de la enfermedad de Alzheimer en particular pone de relieve no sólo su impacto social actual, sino también los retos a los que nos enfrentamos en el futuro.

La enfermedad de Alzheimer afecta a decenas de millones de personas en todo el mundo. De hecho, se calcula que una persona desarrolla la enfermedad cada tres segundos. Aunque la enfermedad de Alzheimer es universal y afecta a individuos de todas las regiones y orígenes étnicos, existen variaciones regionales en cuanto a su prevalencia. Estas diferencias pueden explicarse por factores genéticos, medioambientales, culturales e incluso socioeconómicos.

El aumento de la longevidad, sobre todo en los países desarrollados, es uno de los principales motores de esta prevalencia creciente. La edad sigue siendo el factor de riesgo más importante: el riesgo de desarrollar la enfermedad se duplica cada cinco años a partir de los 65 años. Es más, a medida que aumente la población mundial de ancianos, el número absoluto de casos aumentará exponencialmente. Algunos expertos predicen que, para 2050, más de 130 millones de personas en todo el mundo podrían estar afectadas por la enfermedad de Alzheimer.

La epidemia no es sólo un fenómeno de los países desarrollados. Los países de ingresos bajos y medios, donde los recursos y las infraestructuras para diagnosticar y tratar la demencia suelen ser limitados, también están experimentando un rápido aumento de los casos. En estas regiones, por desgracia, la enfermedad suele estar infradiagnosticada, lo que conlleva retos adicionales en términos de atención y apoyo.

También existe una diferencia de prevalencia entre sexos. Las mujeres se ven afectadas por la enfermedad de Alzheimer con más frecuencia que los hombres. Mientras que algunas teorías sugieren que las mujeres viven más, otras apuntan a que las diferencias hormonales o genéticas pueden desempeñar un papel.

La epidemiología de la enfermedad de Alzheimer es, por tanto, un reflejo de nuestra sociedad cambiante, de los retos que plantea el envejecimiento de la población y de la urgente necesidad de soluciones innovadoras para prevenir, tratar y controlar la enfermedad. En este contexto, comprender las cifras y las tendencias es esencial no sólo para los investigadores y los profesionales sanitarios, sino también para los responsables de la toma de decisiones, las comunidades y las familias de todo el mundo.

Progresión y estadios de la enfermedad

La enfermedad de Alzheimer, por su naturaleza insidiosa y su progresión gradual, lleva a las personas afectadas por un viaje en el que cada etapa presenta sus propios retos, síntomas y necesidades de cuidados. Comprender las etapas de la enfermedad es crucial para adaptar los cuidados, anticiparse a las necesidades futuras y proporcionar el mejor apoyo posible a los pacientes y sus familias a lo largo de este viaje.

1. Fase preclínica (asintomática)
Incluso antes de que aparezcan los primeros síntomas, se están produciendo cambios biológicos en el cerebro. Gracias al desarrollo de las tecnologías de imagen cerebral y a los análisis de sangre, ahora es posible detectar estos

signos tempranos, como la acumulación de placas amiloides. Aunque la persona aún no tenga problemas cognitivos, identificar esta fase temprana abre la puerta a intervenciones preventivas o a la participación en ensayos clínicos.

2. Deterioro cognitivo leve (DCL)

En esta fase, los síntomas se hacen perceptibles pero siguen siendo relativamente leves. La persona puede experimentar pérdidas de memoria ocasionales, olvidar palabras o tener dificultades para realizar ciertas tareas que solían ser rutinarias. Sin embargo, estos síntomas no son lo suficientemente graves como para interferir en las actividades cotidianas y no siempre se reconocen como signos de progresión hacia la enfermedad de Alzheimer.

3. Enfermedad de Alzheimer leve (fase inicial)

Los problemas se hacen más evidentes y empiezan a afectar a la vida cotidiana. Aumentan los olvidos y la persona puede perderse, tener dificultades para gestionar sus finanzas o seguir una conversación. También pueden producirse cambios en la personalidad, como retraimiento social o irritabilidad.

4. Enfermedad de Alzheimer moderada (fase intermedia)

Esta es la etapa más larga y a menudo la más difícil. Las capacidades cognitivas siguen deteriorándose. La persona puede olvidar acontecimientos importantes de su vida, confundir a sus familiares o necesitar ayuda para realizar actividades de la vida diaria como vestirse o bañarse. También pueden aparecer problemas de lenguaje, alteraciones del sueño y un comportamiento impredecible.

5. Enfermedad de Alzheimer grave (fase avanzada)

En esta fase, la dependencia es total. La memoria se ha deteriorado significativamente y la comunicación se vuelve extremadamente limitada. Aparecen complicaciones físicas, como dificultad para tragar o pérdida de movilidad. Se requiere una vigilancia y unos cuidados constantes para garantizar el bienestar del paciente.

Cada etapa de la enfermedad de Alzheimer está marcada por retos únicos, pero también por oportunidades para reforzar el apoyo, el amor y la comprensión en torno a la persona afectada. Comprender estas etapas nos permite adaptar nuestras intervenciones, anticiparnos a las necesidades y ofrecer un apoyo personalizado a lo largo de este calvario.

Capítulo 2

LA UNIDAD DE ALZHEIMER: UN MUNDO APARTE

La naturaleza específica de la unidad de Alzheimer

Cuando se trata de atender a personas con la enfermedad de Alzheimer, el enfoque no puede ser genérico. La progresión y la complejidad de la enfermedad exigen una respuesta adaptada, personalizada y multidimensional. Con esto en mente se han diseñado las unidades de Alzheimer, que ofrecen una infraestructura, una filosofía de cuidados y unos conocimientos específicamente dedicados a esta enfermedad.

1. Diseño y entorno
La unidad de Alzheimer es ante todo un lugar diseñado para la comodidad y la seguridad de los residentes. Minimiza los estímulos susceptibles de provocar confusión o agitación. El diseño es intuitivo, con recorridos claramente definidos, colores relajantes, iluminación adecuada y señalización clara para facilitar la orientación. Además, pueden integrarse zonas exteriores seguras, como jardines terapéuticos, que brindan a los residentes la oportunidad de disfrutar de la naturaleza sin dejar de estar seguros.

2. Enfoque centrado en la persona
Lejos de ser un enfoque de "talla única", cada plan de cuidados se adapta al individuo. Para ello se tiene en cuenta la historia vital del residente, sus preferencias, necesidades y capacidades residuales. Al reconocer a la persona que hay detrás de la enfermedad, la unidad de Alzheimer pretende mantener el respeto, la dignidad y el bienestar de cada residente.

3. Un equipo multidisciplinar
Los profesionales de estas unidades están formados específicamente en el cuidado de la enfermedad de

Alzheimer. Van desde enfermeras y auxiliares de cuidados hasta terapeutas ocupacionales, psicólogos, neuropsicólogos y fisioterapeutas. Cada uno aporta su propia experiencia para proporcionar una atención holística, abordando simultáneamente los síntomas cognitivos, físicos y emocionales.

4. Terapias no farmacológicas

Además de los tratamientos farmacológicos, la unidad de Alzheimer se centra en intervenciones no farmacológicas para enriquecer la vida de los residentes y controlar los síntomas. Éstas pueden incluir musicoterapia, arteterapia, terapia con animales, así como técnicas de relajación y meditación.

5. Apoyo a las familias

La enfermedad de Alzheimer no sólo afecta al individuo, sino también a quienes le rodean. Las unidades de Alzheimer suelen ofrecer sesiones informativas, grupos de apoyo y asesoramiento para ayudar a las familias a comprender, adaptarse y apoyar a sus seres queridos a lo largo de la enfermedad.

La especificidad de la unidad de Alzheimer reside en su enfoque integrador y centrado en la persona, que ofrece un entorno e intervenciones adaptados a la complejidad de esta enfermedad. Su objetivo no es sólo garantizar el bienestar de los afectados, sino también apoyar, educar y trabajar mano a mano con las familias para ofrecer la mejor calidad de vida posible a cada residente.

Los retos particulares de la atención en una unidad de Alzheimer

El cuidado de los pacientes con enfermedad de Alzheimer en unidades especializadas, aunque se centra en optimizar el bienestar y la seguridad, está plagado de escollos y desafíos. Estos retos reflejan las complejidades inherentes a la propia enfermedad, pero también los desafíos sociales, institucionales y personales a los que se enfrentan los cuidadores.

1. Comportamiento difícil

Los problemas de comportamiento como la agitación, la agresividad, la deambulación y las alteraciones del sueño son frecuentes en las personas con enfermedad de Alzheimer. Estos comportamientos pueden resultar estresantes y exigentes para el equipo de cuidados, lo que requiere un enfoque empático, adaptativo y a veces creativo para responder con eficacia.

2. Deterioro de la comunicación

A medida que la enfermedad avanza, la capacidad de comunicación del paciente se erosiona, lo que dificulta la comprensión de sus necesidades y la transmisión de información. Para los cuidadores, esto significa desarrollar habilidades de comunicación no verbal y aprender a "leer" las pistas sutiles en el comportamiento del paciente.

3. Quemado

Los cuidados del Alzheimer son emocional y físicamente exigentes. La repetición, la carga emocional del deterioro de los pacientes y la necesidad de atención constante pueden provocar el agotamiento de los cuidadores.

4. Formación y competencias especializadas

No todos los profesionales sanitarios tienen la misma formación para atender las necesidades específicas de los enfermos de Alzheimer. Las unidades especializadas requieren formación continua y actualizaciones para garantizar una atención óptima.

5. Cuestiones éticas

A menudo surgen cuestiones éticas en la asistencia sanitaria. Estas cuestiones pueden referirse a la contención física o química, al respeto de la autonomía del paciente en las decisiones médicas o a la gestión de situaciones en las que la seguridad del paciente entra en conflicto con los derechos individuales.

6. Apoyo familiar

Las familias, a menudo abrumadas por la evolución de la enfermedad de su ser querido, buscan apoyo, información y a veces orientación para tomar decisiones difíciles. Satisfacer estas necesidades al tiempo que se gestionan los cuidados directos puede resultar complejo.

7. Recursos y financiación

La atención especializada es cara. Los establecimientos se enfrentan a presiones presupuestarias, a la necesidad de mantener un número suficiente de personal cualificado y de proporcionar instalaciones y equipos adecuados.

8. Atención en constante evolución

A medida que avanza la investigación, pueden surgir nuevos enfoques, terapias y medicamentos. Las unidades deben mantenerse a la vanguardia de estos avances para ofrecer la mejor atención posible.

Aunque las unidades de Alzheimer representan una respuesta esencial a las necesidades de las personas que viven con la enfermedad, también plantean una serie de retos. Reconocer, comprender y trabajar en estos retos es crucial para garantizar una atención de calidad, apoyar a los cuidadores y ofrecer a los pacientes una vida lo más plena posible, a pesar de la enfermedad.

La importancia de un entorno adecuado

El cuidado de los enfermos de Alzheimer no se basa únicamente en intervenciones médicas o terapéuticas. El entorno físico en el que viven los pacientes desempeña un papel decisivo en su bienestar, su seguridad y, más ampliamente, en la calidad de su vida cotidiana. Un entorno adecuado puede reducir considerablemente algunos de los síntomas de la enfermedad y ayudar al enfermo a prosperar.

1. Seguridad y prevención de riesgos
El deterioro cognitivo puede hacer que las personas sean más vulnerables a los accidentes. Un entorno adecuado minimiza estos riesgos eliminando obstáculos, haciendo seguras las zonas de alto riesgo como las escaleras o el cuarto de baño, proporcionando iluminación suficiente para evitar caídas e instalando dispositivos de advertencia.

2. Orientación y autonomía
La desorientación es frecuente entre los enfermos de Alzheimer. Un diseño claro y legible facilita la orientación: uso de colores contrastados, señalización sencilla, espacios claramente definidos y puntos de referencia familiares. Todo ello ayuda a las personas a moverse con mayor independencia y confianza.

3. Estimulación controlada
Demasiados estímulos pueden ser fuente de confusión o agitación. Es esencial encontrar un equilibrio: un entorno tranquilo, colores relajantes, acústica controlada, al tiempo que se ofrecen zonas en las que la persona pueda interactuar, como un jardín sensorial o áreas dedicadas a actividades.

4. Recuerdos y continuidad
Incorporar elementos familiares o evocadores del pasado puede proporcionar anclajes a la persona enferma: fotos familiares, objetos cotidianos, música favorita. Estos puntos de referencia pueden calmar, tranquilizar y ayudar a conectar con los recuerdos.

5. Flexibilidad
La progresión de la enfermedad fluctúa y varía de una persona a otra. Un entorno adecuado es aquel que puede evolucionar para satisfacer las necesidades cambiantes del paciente, ya sea en términos de movilidad, capacidades cognitivas o comportamiento.

6. Espacios sociales

La enfermedad de Alzheimer puede conducir al aislamiento. Los espacios dedicados a la socialización fomentan la interacción, ya sea con otros residentes, con el personal o con la familia. Estos espacios fomentan el sentido de pertenencia y ayudan a mantener las habilidades sociales.

7. Cerca de la naturaleza

Numerosos estudios han demostrado los beneficios del contacto con la naturaleza sobre el bienestar psicológico. Los jardines seguros, los patios o incluso las simples vistas de espacios verdes pueden tener un impacto positivo en el estado de ánimo y reducir los comportamientos problemáticos.

8. Apoyo a la familia y a los cuidadores

Un entorno bien diseñado también facilita el trabajo de los cuidadores, al reducir los riesgos y promover una mejor atención. Además, pueden reservarse zonas específicas para que las familias pasen tiempo de calidad con sus seres queridos.

No se puede subestimar la importancia de un entorno adecuado en la enfermedad de Alzheimer. Más que un entorno vital, es una herramienta terapéutica en sí misma, destinada a maximizar el bienestar y la dignidad de cada persona, al tiempo que apoya a quienes cuidan de ella.

Capítulo 3

EL PAPEL ESENCIAL DE LA ENFERMERA

Una vocación centrada en las personas

Detrás de cada diagnóstico de enfermedad de Alzheimer hay una persona con su propia historia, sueños, alegrías, miedos y aspiraciones. Más que un enfoque médico centrado en la enfermedad, el cuidado del Alzheimer requiere un enfoque decididamente centrado en la persona. Esta perspectiva destaca la dignidad y el valor intrínseco de cada individuo, mucho más allá de los síntomas de la enfermedad.

1. Reconocer la singularidad
Cada persona con Alzheimer es única. Sus experiencias, sus relaciones y sus pasiones forman el prisma a través del cual perciben el mundo e interactúan con él. Por eso, más que ver a un paciente, los cuidadores se esfuerzan por ver una vida rica y plena.

2. Escucha y comunicación
Aunque la enfermedad afecte a la capacidad de comunicación, esto no significa que la persona no tenga nada que decir. Escuchar activamente, prestar atención a lo que no se dice, buscar comprender más allá de las palabras, significa respetar la voz y el deseo de la persona enferma.

3. El derecho a la autonomía
Mientras sea posible, es esencial dejar que la persona tome decisiones sobre su vida y sus cuidados. Puede tratarse de elecciones cotidianas, como qué ropa ponerse, o de decisiones más importantes sobre el tratamiento.

4. Mantener la identidad
La enfermedad de Alzheimer puede erosionar la memoria y la autopercepción, pero esto no significa que la identidad de la persona haya desaparecido. Los cuidadores deben esforzarse por recordar y reforzar esta identidad, ya sea a través de historias, fotos, música u otros recuerdos.

5. Relaciones y conexión humana

Los vínculos sociales siguen siendo cruciales. Cultivar las relaciones y fomentar la interacción con la familia, los amigos e incluso con otros residentes significa dar a las personas la oportunidad de sentir, amar y ser amadas.

6. Respeto y dignidad

A pesar de los retos que plantea la enfermedad, todo individuo merece respeto y dignidad en todos los aspectos de su atención. Esto significa cuidar de la persona como un individuo completo, teniendo en cuenta sus necesidades físicas, emocionales, sociales y espirituales.

7. Enfoque holístico

La atención centrada en la persona abarca todos los aspectos del ser humano. Implica no sólo tratar los síntomas, sino también nutrir la mente, estimular los sentidos, calmar las emociones y fomentar la interacción social.

El enfoque de la atención al Alzheimer centrado en la persona es un imperativo ético y humano. Reconoce y valora la humanidad de cada persona, garantizando que, a pesar de la progresión de la enfermedad, la luz del individuo siga brillando con dignidad, respeto y amor.

Técnicas de comunicación con el enfermo de Alzheimer

Comunicarse con un enfermo de Alzheimer puede ser todo un reto debido a los trastornos cognitivos asociados a la enfermedad. Sin embargo, una comunicación eficaz es esencial para comprender las necesidades del paciente, ofrecerle consuelo y mantener una relación significativa. He aquí algunas técnicas para facilitar la comunicación con los enfermos de Alzheimer:

1. Adopte una actitud tranquila y paciente
Comience siempre la conversación con un enfoque relajado. Su calma puede ayudar a aliviar la ansiedad o confusión del paciente.

2. Establezca contacto visual
Antes de hablar, asegúrese de haber establecido contacto visual. Esto atrae la atención de la persona y refuerza la conexión entre ustedes.

3. Utilice un lenguaje sencillo
Opte por frases cortas y sencillas, evitando giros complicados. Formule preguntas directas que requieran respuestas breves, como *"¿Le apetece un poco de té?"*, en lugar de preguntas abiertas.

4. Evite las distracciones
Minimice el ruido de fondo y otras distracciones cuando se comunique. Esto puede incluir bajar el volumen de la televisión o elegir un entorno tranquilo.

5. Utilizar el lenguaje no verbal
El lenguaje corporal, las expresiones faciales y el tacto a veces pueden comunicar más que las palabras. Una sonrisa tranquilizadora o una mano suave en el hombro pueden ofrecer consuelo y comprensión.

6. Validar en lugar de corregir
Si el paciente evoca recuerdos que parecen inexactos o experimenta alucinaciones, suele ser más beneficioso validar sus sentimientos que corregirlos. Por ejemplo, en lugar de decir: *"Su madre murió hace mucho tiempo"*, podría decir: *"Hábleme más de su madre"*.

7. Escuchar activamente
Demuestre que está escuchando y que le importa lo que le dicen, aunque pueda parecer farragoso o difícil de seguir. El simple hecho de sentirse escuchado puede tener un enorme impacto en el bienestar del paciente.

8. Repita o reformule según sea necesario
Si el paciente parece confuso, repita o reformule suavemente su pregunta o afirmación.

9. Utilizar ayudas visuales

Las fotos, los objetos familiares u otras ayudas visuales pueden ayudar a estimular la memoria o facilitar la comprensión.

10. Preservar la dignidad

Aunque la comunicación se vuelva difícil, es esencial tratar a la persona con Alzheimer con respeto y dignidad. Evite hablar de ellos como si no estuvieran o infantilizarlos.

11. Recordar los buenos tiempos

Rememorar recuerdos agradables o momentos especiales puede crear una conexión y fomentar una comunicación positiva.

12. Ajuste sobre la marcha

La capacidad de comunicación de un enfermo de Alzheimer puede variar de un día para otro. Sea flexible y adáptese al estado del paciente en ese momento.

La clave está en abordar la comunicación con empatía, paciencia y franqueza. Aunque la enfermedad de Alzheimer puede mermar la capacidad de comunicación, la necesidad fundamental de conexión, comprensión y respeto sigue existiendo.

Tratamientos específicos y procedimientos estándar

La atención a los enfermos de Alzheimer no se limita a abordar los síntomas cognitivos de la enfermedad. Los cuidados son multidimensionales y abarcan las necesidades físicas, emocionales, sociales y a veces espirituales del paciente. En una unidad de Alzheimer, los siguientes son algunos de los cuidados y procedimientos específicos que se practican habitualmente:

1. Evaluación cognitiva periódica

La progresión de la enfermedad se controla mediante evaluaciones cognitivas repetidas, a menudo utilizando herramientas estandarizadas.

2. Gestión de la medicación

La polifarmacia (el uso de numerosos medicamentos) es común entre los ancianos. Es esencial controlar los fármacos utilizados para tratar los síntomas del Alzheimer y otras afecciones médicas concomitantes.

3. Cuidado de la piel

Los pacientes pueden tener menos movilidad, lo que aumenta el riesgo de úlceras por presión. Se presta una atención regular al estado de la piel, con cambios frecuentes de posición y el uso de humectantes o barreras.

4. Nutrición e hidratación

La enfermedad de Alzheimer puede alterar la sensación de hambre o sed de una persona. Los cuidadores ayudan con la alimentación, controlan la ingesta de alimentos y líquidos y pueden utilizar dietas especializadas o suplementos alimenticios.

5. Terapias no farmacológicas

Intervenciones como la musicoterapia, la terapia artística o la terapia con animales pueden ser beneficiosas para el estado de ánimo, la cognición y el bienestar general.

6. Cuidado de la higiene diaria

Esto incluye el baño, el cuidado del cabello, cepillarse los dientes y cortarse las uñas. Estas rutinas son esenciales no sólo para la salud física sino también para la dignidad personal.

7. Fisioterapia y ejercicio

Mantener la movilidad y la fuerza puede ayudar a prevenir las caídas y mejorar la calidad de vida. Los ejercicios pueden adaptarse a las capacidades de cada individuo.

8. Cuidados al final de la vida

A medida que la enfermedad avanza, las conversaciones y los cuidados centrados en la comodidad, el dolor y las preferencias al final de la vida se vuelven primordiales.

9. Apoyo psicosocial

El trabajador social o el psicólogo de la unidad pueden ofrecer apoyo emocional al paciente y a su familia, ayudándoles a gestionar los retos psicológicos asociados a la enfermedad.

10. Prevenir y gestionar los problemas de comportamiento

Comportamientos como la agitación, la agresividad o la deambulación pueden ser frecuentes. Las intervenciones incluyen estrategias sin medicación, modificaciones del entorno y, si es necesario, medicación.

11. Actividades estimulantes

Las actividades diarias adaptadas, como la jardinería, los rompecabezas o la lectura, pueden ayudar a estimular la cognición y proporcionar un sentido de propósito.

12. Formación y apoyo a las familias

Las familias suelen recibir formación sobre la enfermedad, cómo comunicarse eficazmente y cómo gestionar los retos en casa.

Como cada paciente es único, la clave de una atención eficaz en una unidad de Alzheimer reside en un enfoque individualizado, adaptativo y empático. Los cuidadores colaboran estrechamente para proporcionar una atención holística que abarque todos los aspectos de la salud y el bienestar del paciente.

Capítulo 4

COLABORACIÓN MULTIDISCIPLINAR

Trabaje en con un equipo médico diverso

Trabajar en una unidad de Alzheimer requiere un enfoque multidisciplinar. Cada miembro del equipo desempeña un papel crucial en el cuidado general del paciente, y la colaboración eficaz entre especialidades garantiza una atención de calidad. Veamos la dinámica de trabajo de un equipo médico diverso en una unidad de Alzheimer:

1. Composición del equipo
El equipo típico de una unidad de Alzheimer suele estar formado por :
- **Médicos**: Geriatras o neurólogos especializados en el tratamiento de trastornos neurodegenerativos.
- **Enfermeras**: Suelen ser la primera línea de atención, ya que proporcionan cuidados directos, administran la medicación y controlan el estado general de los pacientes.
- **Auxiliares de cuidados**: Proporcionan asistencia esencial en las actividades diarias, como la higiene, la alimentación y la movilidad.
- **Psicólogos o psiquiatras**: Ofrecen apoyo para los retos emocionales y de comportamiento asociados a la enfermedad.
- **Terapeutas**: Fisioterapeutas, terapeutas ocupacionales, logopedas y otros, que ofrecen terapias a medida.
- **Trabajadores sociales**: Ofrecen apoyo a las familias y las remiten a los recursos o servicios adecuados.
- **Personal de ocio**: Planifican y llevan a cabo actividades apropiadas para estimular e implicar a los pacientes.

2. Comunicación abierta
La comunicación clara y abierta entre los miembros del equipo es esencial para garantizar la coherencia de los cuidados. Las reuniones periódicas del equipo brindan la

oportunidad de debatir los retos, los planes de cuidados y las actualizaciones de los pacientes.

3. Funciones complementarias

Cada profesional aporta una experiencia específica y el reconocimiento mutuo de estas competencias fomenta la atención holística al paciente.

4. Formación continua

La rápida evolución de los conocimientos sobre la enfermedad de Alzheimer exige una formación continua del equipo. Las sesiones de formación, los talleres y las conferencias son esenciales para mantener al equipo al día.

5. Gestión de conflictos

Como en cualquier equipo, pueden surgir desacuerdos. La gestión proactiva de los conflictos, basada en el respeto mutuo y la escucha, es crucial.

6. Apoyo emocional dentro del equipo

Trabajar en una unidad de Alzheimer puede ser un reto emocional. Por ello, es vital disponer de mecanismos de apoyo para los profesionales, ya sea en forma de sesiones informativas, supervisión o asesoramiento.

7. Participación de la familia

El equipo médico colabora estrechamente con las familias, considerándolas a menudo como "compañeros de cuidados". Esta colaboración permite obtener información valiosa sobre el paciente y ofrecer un apoyo adecuado a la familia.

El éxito de los cuidados en las unidades de Alzheimer depende de un equipo muy unido, en el que cada miembro es valorado por su experiencia. Una colaboración armoniosa garantiza que se tengan en cuenta todos los aspectos de la salud y el bienestar del paciente, proporcionándole los mejores cuidados posibles.

La importancia de la colaboración para una atención integral

Debido a su complejidad y a sus múltiples dimensiones, la enfermedad de Alzheimer requiere un enfoque colaborativo para proporcionar una atención holística y eficaz. Esta colaboración trasciende la mera interacción profesional para convertirse en el corazón mismo del enfoque terapéutico. He aquí por qué la colaboración es tan esencial:

1. Complejidad de la enfermedad
La enfermedad de Alzheimer es algo más que un problema de memoria. Afecta al comportamiento, las emociones, la comunicación, las habilidades motoras y mucho más. Para atender esta amplia gama de necesidades, es esencial contar con un equipo multidisciplinar.

2. Diseño de atención integrada
La atención a los enfermos de Alzheimer no puede segmentarse. La intervención de un profesional puede repercutir en otro aspecto del bienestar del paciente. Por ejemplo, un cambio en la medicación puede influir en la capacidad del paciente para participar en fisioterapia. La colaboración garantiza que se tengan en cuenta estas implicaciones interdependientes.

3. Perspectiva completa del paciente
Mientras que un neurólogo puede centrarse en la progresión neurológica de la enfermedad, un trabajador social puede aportar su visión de los retos sociales y familiares a los que se enfrenta el paciente. Juntas, estas

variadas perspectivas proporcionan una comprensión holística de la situación del paciente.

4. Continuidad de la atención
La comunicación y la colaboración constantes entre los profesionales garantizan que la atención sea continua y coherente, sin solapamientos ni lagunas.

5. Mejorar la eficacia terapéutica
Cuando terapeutas, enfermeras, médicos y otros profesionales trabajan codo con codo, las intervenciones pueden armonizarse para maximizar su impacto. Por ejemplo, una sesión de terapia ocupacional puede planificarse en sinergia con el régimen de medicación del paciente para optimizar la atención y la concentración.

6. Apoyo mutuo
Cuidar a pacientes de Alzheimer puede ser emocionalmente exigente. Trabajar en estrecha colaboración permite a los miembros del equipo apoyarse mutuamente, compartiendo retos y éxitos.

7. Educación y formación
Un equipo de colaboración ofrece oportunidades de aprendizaje mutuo. Las enfermeras pueden aprender más sobre las últimas intervenciones terapéuticas, mientras que los terapeutas pueden comprender mejor las implicaciones médicas de los tratamientos.

8. Implicación de la familia y los amigos
La familia y los amigos son socios clave en los cuidados. Al incorporar sus observaciones, preocupaciones y necesidades al plan de cuidados en colaboración, el equipo puede ofrecer una atención más personalizada y sensible.

La colaboración no es sólo un aspecto beneficioso de los cuidados en una unidad de Alzheimer; es absolutamente vital. Sólo una colaboración estrecha y armoniosa puede garantizar que todos los aspectos de la vida del paciente se tengan en cuenta, se valoren y se cuiden de la mejor manera posible.

Actores clave: psicólogos, fisioterapeutas, terapeutas ocupacionales, etc.

En una unidad de Alzheimer intervienen varios profesionales especializados, cada uno de los cuales contribuye a un aspecto específico de los cuidados. Juntos, forman un equipo coherente, centrado en el bienestar y la calidad de vida de los pacientes. Obtenga más información sobre las funciones y contribuciones de estos actores clave.

1. Psicólogos
   * **Función**: Los psicólogos proporcionan apoyo emocional y conductual a los pacientes y sus familias.
      * Contribución :
      * Evaluación de los trastornos cognitivos y déficits asociados.
      * Aplicación de estrategias para gestionar los síntomas conductuales y psicológicos de la demencia.
      * Proporcionar apoyo psicoeducativo a las familias y a sus seres queridos.
      * Organizar talleres o grupos de apoyo.

2. Fisioterapeutas (o fisioterapeutas)
   * **Función**: Estos profesionales trabajan la movilidad, la fuerza y el equilibrio de los pacientes.
      * Contribución :

- Evaluación de la movilidad y la función física.
- Desarrollo de programas de ejercicio adaptados para mantener o mejorar la fuerza muscular y la coordinación.
- Prevención de caídas y educación en seguridad.
- Provisión de tratamientos para controlar el dolor o la rigidez articular.

3. Terapeutas ocupacionales
  - **Función**: Los terapeutas ocupacionales ayudan a los pacientes a mantener o recuperar su independencia en las actividades de la vida diaria.
    - Contribución :
    - Evaluación de las capacidades funcionales del paciente en su entorno.
    - Proponer modificaciones del entorno para promover la independencia y la seguridad.
    - Enseñar estrategias compensatorias para facilitar las tareas cotidianas.
    - Evaluación y adaptación de las ayudas técnicas.

4. Logopedas
  - **Función**: Los logopedas se centran en los trastornos de la comunicación y la deglución.
    - Contribución :
    - Evaluación de los trastornos del lenguaje, el habla y la deglución.
    - Establecer programas de rehabilitación y estrategias para mejorar o mantener las habilidades comunicativas.
    - Asesoramiento sobre ayudas a la comunicación y formación para familiares.

5. Trabajadores sociales
- **Función**: Proporcionan apoyo a los pacientes y a sus familias, ayudándoles a desenvolverse en el sistema sanitario y a acceder a los recursos.
  - Contribución :
  - Evaluación de las necesidades sociales y familiares.
  - Remisión a los recursos o servicios adecuados.
  - Apoyo en los procedimientos administrativos y legales relacionados con la enfermedad.

6. Dietistas
- **Función**: Los dietistas evalúan y asesoran sobre las necesidades nutricionales de los pacientes.
  - Contribución :
  - Evaluación de los hábitos alimentarios y del estado nutricional.
  - Desarrollar dietas adecuadas.
  - Educar a los pacientes y a sus familias en materia de nutrición.

Estos profesionales, con sus conocimientos especializados, enriquecen la atención global que se presta en las unidades de Alzheimer. Su colaboración es esencial para responder a las necesidades complejas e interdependientes de los pacientes, garantizando una atención coherente, centrada en la persona y adecuada.

Capítulo 5

ENFOQUE TERAPÉUTICO: MÁS ALLÁ DE LAS DROGAS

Terapias no farmacológicas y su eficacia

Dada la complejidad y la progresión de la enfermedad de Alzheimer, los enfoques no farmacológicos desempeñan un papel vital. Estas intervenciones están diseñadas para mejorar la calidad de vida, ralentizar el deterioro cognitivo y controlar los síntomas conductuales y psicológicos asociados a la enfermedad. He aquí una visión general de algunas de estas terapias y su eficacia.

1. Terapia cognitivo-conductual (TCC)
   - **Descripción**: Se trata de una forma de psicoterapia que pretende cambiar los patrones negativos de pensamiento y comportamiento.
   - **Eficacia**: La TCC puede ayudar a controlar la ansiedad, la depresión y ciertos comportamientos problemáticos asociados a la demencia.
2. Estimulación cognitiva
   - **Descripción**: Abarca una variedad de actividades diseñadas para estimular el funcionamiento mental.
   - **Eficacia**: La estimulación cognitiva ha demostrado mejoras modestas pero significativas en el funcionamiento cognitivo general de las personas con enfermedad de Alzheimer.
3. Musicoterapia
   - **Descripción**: Utilizar la música para evocar recuerdos, emociones e interacción.
   - **Eficacia**: La música puede reducir los síntomas de agitación, ansiedad y depresión, al tiempo que mejora el estado de ánimo y el bienestar social.
4. Terapia animal
   - **Descripción**: Integración de animales, generalmente perros o gatos, como parte de los cuidados terapéuticos.
   - **Eficacia**: Este enfoque se ha asociado a una reducción de la agitación, la agresividad y la depresión.

5. Terapia de orientación a la realidad
   - **Descripción**: Técnica que busca anclar a las personas en el tiempo, el lugar y la persona.
   - **Eficacia**: Puede mejorar la conciencia de la realidad, el bienestar emocional y ciertos aspectos del funcionamiento cognitivo.
6. Terapia de validación
   - **Descripción**: Un enfoque que pretende validar los sentimientos y experiencias de las personas con Alzheimer, aunque no se correspondan con la realidad objetiva.
   - **Eficacia**: Puede reducir el estrés y la agitación y mejorar la comunicación.
7. Arteterapia
   - **Descripción**: Utilizar diferentes formas de arte como medio de expresión.
   - **Eficacia**: Favorece la expresión emocional, reduce la agitación y puede mejorar la autoestima.
8. Actividad física y ejercicio
   - **Descripción**: Programas de ejercicios adaptados para mejorar la fuerza, el equilibrio y la movilidad.
   - **Eficacia**: Puede ralentizar el deterioro cognitivo, mejorar el estado de ánimo y reducir el riesgo de caídas.
9. Terapia de luz
   - **Descripción**: Exposición a una luz intensa para regular el ciclo sueño-vigilia.
   - **Eficacia**: Puede mejorar los trastornos del sueño y la agitación nocturna.

Aunque estas terapias han demostrado ser beneficiosas para muchos pacientes, es importante tener en cuenta que la eficacia varía de una persona a otra. La clave es un enfoque individualizado, adaptado a las necesidades y preferencias específicas de cada paciente. Una combinación de intervenciones farmacológicas y no farmacológicas suele ser lo más beneficioso para gestionar de forma holística los retos que plantea la enfermedad de Alzheimer.

Musicoterapia y arteterapia y otros métodos innovadores

El mundo de los cuidados del Alzheimer ha visto surgir una serie de terapias innovadoras que se alejan de los enfoques tradicionales para ofrecer vías alternativas y enriquecedoras de comunicación y expresión. Estas modalidades, con su énfasis en la creatividad y los sentidos, tienen el poder de tocar profundamente a los pacientes, a menudo donde las palabras por sí solas pueden fallar.

Musicoterapia
- **Descripción**: La musicoterapia utiliza la música para abordar las necesidades físicas, emocionales, cognitivas y sociales. Puede implicar escuchar, crear o moverse al ritmo.
  - Beneficios :
  - Mejora de la cognición y la memoria.
  - Reducción del comportamiento agitado o agresivo.
  - Estimulación de recuerdos emocionales profundos.
  - Reforzar los vínculos sociales y la interacción.

Arteterapia
- **Descripción**: La arteterapia ofrece a los pacientes un medio de expresión visual, a menudo a través del dibujo, la pintura o la escultura.
  - Beneficios :
  - Mejora de la comunicación y la expresión emocional.
  - Mejorar la destreza y la coordinación.
  - Ofrece una sensación de logro y autoestima.

- Proporciona una distracción calmante de los síntomas y el estrés.

Terapia de movimiento y danza
- **Descripción**: Esta modalidad fomenta el movimiento corporal como medio de expresión y bienestar.
  - Beneficios :
  - Mejora de la movilidad y la coordinación.
  - Refuerzo de la capacidad cardiovascular.
  - Aumento del bienestar emocional y reducción del estrés.
  - Fomenta la socialización y la colaboración.

Aromaterapia
- **Descripción**: La aromaterapia utiliza aceites esenciales para estimular los sentidos y favorecer la relajación.
  - Beneficios :
  - Puede reducir la agitación y la ansiedad.
  - Favorece un mejor sueño.
  - Puede mejorar el estado de ánimo y la energía.

Terapia de jardinería
- **Descripción: La** jardinería terapéutica consiste en plantar y cuidar plantas.
  - Beneficios :
  - Fomenta la motricidad fina y la coordinación.
  - Un sentimiento de conexión con la naturaleza.
  - Favorece la relajación y la reducción del estrés.

Terapia de realidad virtual
- **Descripción**: El uso de la tecnología para crear entornos inmersivos y estimulantes.
  - Beneficios :
  - Puede ayudar a revivir y a la estimulación cognitiva.
  - Proporciona experiencias enriquecedoras y entretenidas.
  - Fomenta la exploración y el descubrimiento.

Cada una de estas modalidades ofrece un enfoque único y específico de las necesidades de los pacientes de Alzheimer. La clave es la flexibilidad y la adaptabilidad: cada paciente es único y lo que funciona para uno puede no funcionar para otro. Estas terapias, por su naturaleza holística y centrada en la persona, permiten una atención individualizada que valora y celebra a cada individuo, a pesar de los retos que plantea la enfermedad.

Estimulación cognitiva: juegos, actividades y técnicas

La estimulación cognitiva desempeña un papel crucial en el cuidado de las personas con enfermedad de Alzheimer. Su objetivo es mantener y mejorar la función cognitiva, reducir el deterioro cognitivo y promover una mejor calidad de vida. Este conjunto de actividades está diseñado para comprometer y desafiar la mente, centrándose en las capacidades conservadas más que en los déficits.

1. Juegos de memoria
   * **Ejemplos**: juegos de cartas, juegos de memoria, juegos de asociación de imágenes.
   * **Objetivo:** Fomentar la memoria a corto plazo, la atención y el reconocimiento visual.
2. Puzzles y rompecabezas
   * **Ejemplos**: rompecabezas sencillos con piezas grandes, juegos de lógica.
   * **Objetivo**: Reforzar la resolución de problemas, la motricidad fina y la coordinación mano-ojo.
3. Actividades artísticas
   * **Ejemplos**: Dibujo, pintura, modelado.
   * **Objetivo:** Fomentar la creatividad, la expresión emocional y la destreza.

4. Ejercicios de lectura y escritura
- **Ejemplos**: leer en voz alta, escribir en periódicos, completar crucigramas sencillos.
- **Objetivo:** Mantener el lenguaje, la comprensión y la expresión escrita.

5. Juegos de palabras y juegos de mesa
- **Ejemplos**: Scrabble, Bingo, adivinanzas.
- **Objetivo:** Estimular el vocabulario, el pensamiento crítico y la socialización.

6. Actividades musicales
- **Ejemplos**: cantar, escuchar canciones conocidas, utilizar instrumentos sencillos.
- **Objetivo**: Reforzar la memoria, la expresión emocional y la coordinación.

7. Ejercicio físico suave
- **Ejemplos**: Tai-chi, yoga, caminatas guiadas.
- **Objetivo:** Mejorar la coordinación, la fuerza, el equilibrio y el bienestar general.

8. Actividades de la vida diaria (AVD)
- **Ejemplos**: Tender la ropa, poner la mesa, trabajar en el jardín.
- **Objetivo**: Mantener la independencia, la motricidad fina y el sentido del logro.

9. Actividades sensoriales
- **Ejemplos**: kits sensoriales, bolsas táctiles, aromaterapia.
- **Objetivo**: Estimular los sentidos, fomentar la relajación y la conciencia del entorno.

10. Uso de la tecnología
- **Ejemplos**: aplicaciones para tabletas, videojuegos adaptados, realidad virtual.
- **Objetivo**: Ofrecer una variedad de retos cognitivos, mejorar la coordinación y el reconocimiento visual.

El éxito de estas actividades depende de su adaptabilidad. El enfoque debe ser individualizado, teniendo en cuenta el nivel cognitivo, los intereses y las capacidades de cada persona. Además, la regularidad es esencial: una estimulación cognitiva regular puede ofrecer beneficios más duraderos y significativos. Por último, es crucial que estas actividades se lleven a cabo en un entorno alentador, donde se celebren los éxitos y se afronten los retos con paciencia y comprensión.

Capítulo 6

MANEJO DE LOS SÍNTOMAS CONDUCTUALES

Comprender
manifestaciones conductuales

En las personas que padecen la enfermedad de Alzheimer pueden producirse cambios de comportamiento a menudo imprevisibles, lo que hace más complejo su manejo. Estas manifestaciones conductuales están influidas por una combinación de factores relacionados con la propia enfermedad, así como con las experiencias del paciente y su entorno. Comprender estos comportamientos es esencial para proporcionar una atención adecuada y empática.

1. Agitación
La agitación puede manifestarse como movimientos repetitivos, aumento de la ansiedad o resistencia a los cuidados.
- **Posibles causas**: Dolor, malestar, fatiga, sobreestimulación, frustración, cambios en el entorno.
- **Enfoque recomendado**: Identificar y resolver la causa subyacente, ofrecer actividades tranquilizadoras, evitar la sobreestimulación, utilizar una comunicación tranquilizadora.

2. Agresión
Esto puede incluir gritos, gestos bruscos o incluso actos de violencia.
- **Posibles causas**: Dolor, miedo, frustración, sentimientos de incomprensión.
- **Enfoque recomendado**: Evalúe la situación con calma, garantice la seguridad de todos, utilice técnicas de desescalada, evite la confrontación.

3. Repita

Repetir constantemente frases, preguntas o acciones es habitual.

- **Posibles causas:** Pérdida de memoria a corto plazo, necesidad de estructura, ansiedad.
- **Enfoque recomendado**: Proporcione respuestas breves y tranquilizadoras, desvíe la atención, utilice recordatorios visuales.

4. Errante

Puede parecer que la persona deambula sin rumbo.

- **Posibles causas**: Desorientación, búsqueda de algo o alguien, necesidad de ejercicio.
- **Enfoque recomendado**: Garantizar un entorno seguro, ofrecer actividades estructuradas, utilizar dispositivos de seguridad.

5. Reacciones a alucinaciones o delirios

El paciente puede percibir cosas que en realidad no existen.

- **Posibles causas**: Cambios en el cerebro, efectos secundarios de la medicación, infecciones.
- **Enfoque recomendado**: No discuta sobre la realidad, ofrezca tranquilidad, evalúe la medicación y el estado general de salud.

6. Reticencia a cuidar

Es frecuente la resistencia o el rechazo a ciertas actividades, como ir al baño o vestirse.

- **Posibles causas**: Dolor, miedo, pérdida de dignidad, pérdida de comprensión de los pasos a seguir.
- **Enfoque recomendado**: Simplificar las rutinas, fomentar la autonomía, ofrecer opciones, utilizar un enfoque progresivo.

7. Alteraciones del sueño
Pueden producirse cambios en los patrones de sueño, como vigilia nocturna.

- **Posibles causas**: Desorientación temporal, efectos secundarios de la medicación, falta de ejercicio.
- **Enfoque recomendado**: Establezca una rutina de sueño, limite las siestas diurnas, asegure un entorno confortable para dormir.

8. Apropiación social indebida
Pueden aparecer comportamientos como desnudarse en público o lenguaje inapropiado.

- **Posibles causas**: Pérdida de inhibición, confusión, malestar físico.
- **Enfoque recomendado**: Responder con calma, reconducir el comportamiento, garantizar la intimidad durante los cuidados personales.

La comprensión de estas manifestaciones conductuales requiere un enfoque holístico. Más allá de los síntomas visibles, es crucial considerar a la persona en su totalidad, teniendo en cuenta su historia, sus emociones y sus necesidades. Tal comprensión puede conducir a intervenciones más eficaces y a una mejor calidad de vida para los pacientes.

Intervenciones y técnicas para la gestión de crisis

Gestionar las crisis de comportamiento de los enfermos de Alzheimer es uno de los retos más exigentes para el personal sanitario. Estas situaciones, a menudo imprevisibles, requieren una intervención rápida, eficaz y empática. He aquí algunas técnicas e intervenciones de probada eficacia para hacer frente a estas crisis.

1. Evaluación inicial rápida

Antes de intervenir, evalúe rápidamente la situación.

- **Objetivo**: Determinar la causa inmediata de la crisis y evaluar cualquier peligro potencial para el paciente u otras personas.
- **Técnica**: Observar, escuchar e interpretar el comportamiento y el entorno.

2. Garantizar la seguridad

La seguridad es primordial.

- **Objetivo**: Prevenir las lesiones.
- **Técnica**: Mantenga alejados todos los objetos potencialmente peligrosos, asegúrese de que la zona es segura y de que el paciente está físicamente estable.

3. Comunicación tranquila y tranquilizadora

La forma en que se comunica puede hacer o deshacer una crisis.

- **Objetivo**: Desescalar la situación.
- **Técnica**: Utilice un tono amable, un lenguaje sencillo y claro, mantenga un contacto visual amistoso y evite un lenguaje corporal amenazador.

4. Redirección y distracción

Desviar la atención del paciente puede interrumpir un comportamiento indeseable.

- **Objetivo**: canalizar la energía del paciente hacia una actividad positiva.
- **Técnica**: Sugiera una actividad agradable o familiar, como escuchar música o dar un paseo.

5. Validación emocional

Reconocer las emociones del paciente sin juzgarlo.

- **Objetivo**: Crear compenetración y mostrar empatía.
- **Técnica**: Exprese que comprende sus sentimientos, aunque no valide la realidad distorsionada.

6. Reevaluación de las necesidades

Las crisis pueden ser a menudo el resultado de necesidades insatisfechas.

- **Objetivo**: Identificar y resolver los problemas subyacentes.
- **Técnica**: Compruebe si tiene necesidades básicas como hambre, sed, necesidad de ir al baño o malestar físico.

7. Uso mínimo de sujeciones

La restricción física o química debe ser el último recurso.

- **Objetivo**: Utilizar sólo si el paciente es una amenaza para sí mismo o para los demás y si han fracasado otros métodos.
- **Técnica**: Asegúrese de que ha recibido la formación adecuada, siga los protocolos establecidos y controle constantemente al paciente.

8. Post-crisis: Debriefing

Después de una crisis, es esencial reflexionar sobre lo ocurrido.

- **Objetivo**: Prevenir futuras crisis.
- **Técnica**: Evalúe los factores desencadenantes, coméntelos con el equipo de cuidados y ajuste los planes de cuidados en consecuencia.

9. Formación continua

El mundo de la demencia evoluciona constantemente, al igual que las mejores prácticas para su gestión.

- **Objetivo**: Mantenerse al día de las técnicas más eficaces.
- **Técnica**: Participe regularmente en cursos de formación, talleres y seminarios sobre el cuidado de los enfermos de Alzheimer.

10. Apoyo al personal

La gestión de crisis puede ser emocionalmente agotadora para los cuidadores.

- **Objetivo:** Garantizar el bienestar mental y emocional de los cuidadores.
- **Técnica**: Ofrezca sesiones de apoyo, informes periódicos y recursos de salud mental.

La gestión de las crisis de los enfermos de Alzheimer es tanto un arte como una ciencia. Además de las habilidades técnicas, la humanidad, la paciencia y la empatía son esenciales para proporcionar una atención adecuada y afectuosa.

Factores desencadenantes y prevención del comportamiento desafiante

La gestión de los comportamientos desafiantes en los enfermos de Alzheimer requiere una comprensión profunda de los factores que pueden desencadenar estos comportamientos. Identificar y comprender estos factores desencadenantes es esencial si se quieren poner en marcha medidas preventivas eficaces.

Desencadenantes comunes:

1. Necesidades fisiológicas insatisfechas: El hambre, la sed, la necesidad de ir al baño o el dolor pueden causar agitación o frustración.

2. Entorno sobreestimulante: Demasiado ruido, luz brillante o un gran número de personas pueden crear confusión o estrés.

3. Alteración de la rutina: Las personas con Alzheimer suelen confiar en rutinas predecibles. Cualquier cambio puede resultar desestabilizador.

4. Sensación de amenaza: Los entornos nuevos, las caras nuevas o una percepción errónea pueden provocar una sensación de peligro.

5. Falta de comunicación: La falta de comprensión o la incapacidad para expresarse pueden provocar frustración.

6. Medicación: Los efectos secundarios de ciertos medicamentos o las interacciones entre medicamentos pueden influir en el comportamiento.

7. Problemas de salud subyacentes: Las infecciones, el estreñimiento u otros problemas médicos pueden alterar el comportamiento sin que sea inmediatamente evidente.

8. Fatiga: La falta de sueño o la sobreestimulación pueden acentuar el comportamiento desafiante.

Estrategias de prevención:

1. Establezca una rutina: Un horario diario predecible puede proporcionarle una sensación de seguridad.

2. Adapte el entorno: Reduzca las fuentes de sobreestimulación y cree un entorno seguro y tranquilizador.

3. Fomente una comunicación clara: utilice frases cortas, gestos y ayudas visuales para facilitar la comprensión.

4. Evalúe regularmente las necesidades fisiológicas: Asegúrese de que el paciente está bien alimentado, hidratado y sin dolor.

5. Supervise la medicación: Revise regularmente la medicación para evitar efectos secundarios indeseables.

6. Participar en actividades significativas: Las actividades adaptadas a sus capacidades, como la música o las artes, pueden ofrecer una sensación de logro.

7. Proporcionar formación a los cuidadores: Formar al personal y a los cuidadores para reconocer y responder a los desencadenantes de comportamientos desafiantes.

8. Garantizar un sueño de calidad: Establezca una rutina regular a la hora de acostarse y asegúrese de que el entorno es propicio para el sueño.

Prevenir el comportamiento desafiante de los enfermos de Alzheimer requiere una atención constante y adaptabilidad por parte de los cuidadores. La clave reside en anticiparse a las necesidades del paciente, adaptar el entorno y proporcionar una formación continua para responder eficazmente a los retos que se presenten.

Capítulo 7

RELACIONES CON LAS FAMILIAS

Familiares de apoyo: una misión crucial

La enfermedad de Alzheimer no sólo afecta al paciente. También tiene un profundo impacto en las personas cercanas al enfermo, ya sean familiares, amigos o cuidadores. Viven con el dolor de ver declinar a un ser querido, al tiempo que afrontan los retos cotidianos de cuidarlo. Apoyar a estas personas es esencial, ya que desempeñan un papel decisivo en el bienestar del paciente.

1. Reconocer el papel de la familia y los amigos
La importancia de los seres queridos: Los cuidadores y los familiares suelen ser los primeros en reconocer los síntomas y buscar ayuda. Proporcionan un apoyo constante, adaptando su vida cotidiana a las necesidades del paciente.

2. Educación e información
Proporcionar recursos: Los familiares necesitan estar informados sobre la enfermedad, sus síntomas, su progresión y las mejores prácticas de cuidados. Los talleres, los libros y las sesiones informativas pueden proporcionar herramientas valiosas.

3. Crear espacio para las emociones
Reconocer el duelo y la pérdida: Es esencial crear espacios donde los seres queridos puedan expresar sus sentimientos, compartir sus experiencias y recibir apoyo emocional.

4. Proporcionar recursos para el bienestar
Apoyo psicológico: Ofrezca sesiones con psicólogos o grupos de apoyo especializados. Éstos pueden ayudar a los seres queridos a afrontar el estrés, la ansiedad y el duelo.

5. Aliviar la carga

Atención de relevo: Es esencial dar a los cuidadores pausas para descansar y recargar las pilas. Estos cuidados de relevo pueden ser proporcionados por profesionales formados o por voluntarios.

6. Implicar a los familiares en el plan de cuidados

Planificación conjunta: Implicar activamente a los familiares en las decisiones sobre los cuidados garantiza una mejor comprensión y una atención adecuada.

7. Preparación para los pasos siguientes

Discusiones tempranas: Es esencial discutir cuestiones difíciles, como las voluntades anticipadas, los cuidados al final de la vida y la sucesión, con los seres queridos mucho antes de que se conviertan en urgentes.

8. Reconocer a los miembros de la familia como socios

Establecer vínculos sólidos: Los profesionales sanitarios deben establecer una relación de confianza con los familiares, reconociendo su papel esencial y valorando su contribución.

El cuidado del Alzheimer es una responsabilidad colectiva. Apoyando activamente a familiares y amigos, podemos reforzar la cadena de cuidados en torno al paciente, garantizando un entorno afectuoso y cuidadoso para todos.

Educar a las familias y sensibilizarlas

Cuando a alguien se le diagnostica la enfermedad de Alzheimer, se produce una conmoción no sólo en la vida de la persona afectada, sino también en la de toda la familia. El miedo, la incertidumbre y el desconocimiento pueden convertirse rápidamente en los compañeros diarios de los seres queridos. En este contexto, educar y concienciar a las familias se convierte en algo esencial.

Comprender la enfermedad de Alzheimer es algo más que conocer sus síntomas o anticipar su progresión. Sobre todo, significa comprender el profundo trastorno que provoca en la vida cotidiana de los pacientes y sus familias. Es vital deconstruir las ideas preconcebidas, desmitificar la enfermedad y ayudar a la gente a comprender que, a pesar de los cambios, la identidad y la dignidad de una persona permanecen.

Cada familia tiene su propia historia, dinámica, puntos fuertes y débiles. Concienciando y educando a cada familia en función de sus necesidades, les damos las herramientas que necesitan para hacer frente a esta dura prueba. Aprender a comunicarse con un enfermo de Alzheimer significa reaprender a conectar de otra manera, a centrarse en la comunicación no verbal, a buscar a la persona que hay detrás de la enfermedad y a saborear los momentos de lucidez.

Pero esta educación no estaría completa sin preparar a las familias para las diferentes etapas de la enfermedad. La anticipación es esencial para que se adapten mejor. Aunque la experiencia de cada paciente con la enfermedad puede ser diferente, existen ciertos puntos de referencia que las familias pueden utilizar para prepararse, ajustar su enfoque y aprovechar para apoyar mejor a su ser querido.
Por último, sensibilizar y educar a las familias también significa recordarles que no están solas. Intercambiar con otras familias, unirse a grupos de apoyo y participar en talleres pueden ser salvavidas en esta tumultuosa situación. La solidaridad, el intercambio de experiencias y el apoyo mutuo son baluartes contra el aislamiento y el agotamiento.

En resumen, educar y sensibilizar a las familias sobre la enfermedad de Alzheimer significa tenderles la mano, acompañarles en este sinuoso camino y recordarles que, a pesar de las pruebas, el amor, la paciencia y la comprensión siguen siendo los pilares sobre los que construir.

Gestión de las expectativas y las emociones de las familias

Gestionar las expectativas y emociones de las familias que se enfrentan a la enfermedad de Alzheimer es uno de los aspectos más delicados y esenciales del apoyo al paciente. La confusión emocional generada por el diagnóstico, y luego por la progresión de la enfermedad, requiere un enfoque suave y comprensivo que trate de anclar a las familias en una realidad que puedan comprender e influir.

Cuando se diagnostica la enfermedad de Alzheimer, a menudo irrumpe en la vida de las familias como un intruso inoportuno. Trae consigo temores y ansiedades, así como expectativas a veces exageradas sobre cómo evolucionará la enfermedad o sobre los posibles tratamientos. En su búsqueda de respuestas, las familias pueden oscilar entre la negación, la esperanza de una cura milagrosa y la resignación.

Gestionar estas expectativas no significa sofocar la esperanza, sino canalizarla en direcciones constructivas. Significa proporcionar a las familias información clara y objetiva, educándolas sobre lo que realmente pueden esperar de la progresión de la enfermedad y de los tratamientos disponibles en la actualidad. Aunque esta claridad puede resultar dolorosa al principio, tiene el mérito de crear una base estable sobre la que las familias pueden construir su resiliencia.

Además de gestionar las expectativas, navegar por el torbellino de emociones es una tarea igualmente compleja. La ira, la tristeza, la culpa, la desesperación y la frustración son sólo algunas de las emociones que pueden sentir las personas cercanas a un enfermo de Alzheimer. Aunque estas emociones son naturales, a veces pueden convertirse en obstáculos si no se reconocen, aceptan y afrontan.

Por eso es vital disponer de espacios donde las familias puedan expresar sus emociones y sentimientos sin ser juzgadas. Estos espacios, ya sea en forma de terapia individual, grupos de apoyo o incluso talleres creativos, ofrecen un soplo de aire fresco, un lugar donde compartir y escuchar.

Además, es esencial reforzar la comunicación en el seno de la familia. Fomentar el diálogo entre los miembros de la familia no sólo les permite expresar sus propias emociones, sino también comprender las de los demás, creando solidaridad ante la adversidad.

Al final, al abordar juntos las expectativas y emociones de las familias, les damos los medios para sacar lo mejor de este calvario. Al hacerlo, les recordamos que, en medio de la tormenta, siempre hay momentos de respiro, momentos de alegría que aprovechar y apreciar, incluso a la sombra de la enfermedad de Alzheimer.

Capítulo 8

CUIDARSE COMO ENFERMERA

Reconocer y gestionar el agotamiento

Reconocer y tratar el burnout entre los familiares de personas con la enfermedad de Alzheimer es crucial. Este síndrome de agotamiento, caracterizado por una profunda fatiga, una disminución de la autoestima y un distanciamiento del trabajo o de las personas a las que se cuida, puede afectar a cualquier persona implicada en una función de cuidado, ya sea un profesional o un familiar.

Cuidar de una persona enferma de Alzheimer significa una dedicación total. Los días son iguales, salpicados de rutinas, necesidades y crisis. Las noches pueden ser cortas, interrumpidas por despertares repentinos. El reto emocional es enorme: ver a un ser querido olvidar, perderse, cambiar, puede ser desgarrador. En este contexto, el agotamiento está a la vuelta de la esquina.

Reconocer las señales de advertencia del agotamiento es el primer paso para hacerle frente. La fatiga persistente, la irritabilidad creciente, la sensación de estar abrumado, la pérdida de interés por actividades que antes disfrutaba o la tendencia a aislarse pueden ser señales de alarma.

Gestionar el agotamiento requiere concienciación y una acción proactiva. Aceptar la idea de que, como cuidador, usted no es infalible es fundamental. Es crucial reservar tiempo para tomarse un respiro y respirar, aunque sea brevemente. Tomarse tiempo para uno mismo, ya sea para hacer algo que le guste, descansar, meditar o simplemente dar un paseo. Es cuando recarga las pilas cuando encuentra la energía para seguir apoyando a su ser querido.

Los que le rodean tienen un papel vital que desempeñar. Compartir responsabilidades, establecer un relevo o simplemente reconocer el esfuerzo realizado puede ser un soplo de aire fresco para el cuidador. La comunicación es esencial: hablar de sus sentimientos y limitaciones, expresar sus necesidades.

También es beneficioso buscar apoyo fuera de la familia. Recurrir a grupos de apoyo, terapeutas o entrenadores especializados puede proporcionar una perspectiva externa, consejos adaptados y un espacio para expresar frustraciones y emociones.

La educación y la formación también pueden desempeñar un papel preventivo. Comprender la enfermedad, sus fases, los cuidados y las técnicas de comunicación, puede ayudar a los cuidadores a sentirse mejor equipados y menos abrumados.

Por último, es esencial recordar que cuidar de uno mismo no es un signo de egoísmo. Al contrario, siendo buenos con nosotros mismos es como podemos estar plenamente presentes para los demás. Frente al agotamiento, la clave está en encontrar un equilibrio entre dar y recibir, entre compromiso y renovación.

La importancia de la supervisión y apoyo entre iguales

El cuidado de personas con la enfermedad de Alzheimer, con sus retos específicos y sus exigencias emocionales, pone de relieve la importancia vital de la supervisión y el apoyo entre iguales. Estos dos elementos desempeñan un papel clave en el bienestar de los cuidadores, ya sean profesionales o familiares, y contribuyen a garantizar una atención de calidad a los pacientes.

La supervisión, a menudo a cargo de profesionales experimentados, ofrece un espacio para la reflexión, el análisis y la evaluación de la práctica. En el contexto del Alzheimer, brinda a los cuidadores la oportunidad de examinar sus acciones, reacciones emocionales y elecciones ante situaciones a menudo complejas. La supervisión es una oportunidad ideal para dar un paso atrás, adquirir nuevas habilidades y asegurarse de que las acciones emprendidas se ajustan a las mejores prácticas en este campo.

El apoyo entre iguales ofrece una dimensión complementaria. En estos grupos, los cuidadores pueden compartir sus experiencias, éxitos, retos y preocupaciones con otras personas en situaciones similares. Esta solidaridad profesional o familiar ayuda a romper el aislamiento que a veces se siente al enfrentarse a la enfermedad de Alzheimer. Los compañeros pueden proporcionar consejos, estrategias o simplemente un oído empático.

Más allá de la simple discusión, el apoyo entre iguales es también un lugar de reconocimiento. En el ajetreo de la vida cotidiana, ver sus esfuerzos y su dedicación reconocidos por los demás es un poderoso motivador. También es un lugar donde las emociones, a menudo embotelladas en el contexto del trabajo o de los cuidados en casa, pueden expresarse, escucharse y comprenderse.

Es más, a menudo estos intercambios nos llevan a descubrir consejos, técnicas o recursos que no sabíamos que existían. Los compañeros, gracias a su experiencia, son una mina de información práctica y enfoques innovadores.

No se puede subestimar la importancia de la supervisión y del apoyo entre iguales. Ambos ayudan a prevenir el desgaste profesional y emocional, garantizan unos cuidados de calidad y refuerzan el sentimiento de pertenencia a una comunidad, ya sea profesional o de cuidadores familiares. En el viaje a menudo tortuoso que es el cuidado del Alzheimer, la supervisión y el apoyo entre iguales son como faros de luz, que guían y apoyan a los cuidadores en cada paso del camino.

Técnicas de relajación y gestión del estrés

Ante los retos únicos que supone cuidar de pacientes con la enfermedad de Alzheimer, las técnicas de relajación y gestión del estrés se están convirtiendo en herramientas esenciales para el bienestar de los cuidadores. Estas técnicas no sólo son beneficiosas para los cuidadores, sino que también pueden adaptarse para ayudar a los propios pacientes a gestionar su ansiedad y tensión.

- **Respiración profunda: Es** la base de muchas técnicas de relajación. Consiste en inspirar profundamente por la nariz, aguantar la respiración unos instantes y luego espirar lentamente por la boca. Este sencillo método reduce rápidamente el ritmo cardíaco y disminuye la tensión arterial.
- **Meditación y atención plena:** Estas técnicas animan a las personas a centrar su atención en el momento presente. Para los cuidadores, unos minutos de meditación al día pueden ayudar a reducir el estrés. Para los pacientes, la atención plena, adaptada a su capacidad cognitiva, puede ayudarles a conectar con su entorno inmediato y reducir la ansiedad.
- **Ejercicios de visualización:** proyectarse mentalmente en un lugar relajante, como una playa o un jardín, puede ofrecerle un respiro del estrés de la vida cotidiana.
- **Técnicas de relajación muscular:** Estos métodos consisten en tensar y luego relajar deliberadamente

diferentes grupos musculares del cuerpo. Son especialmente eficaces para aliviar la tensión física.

- **Yoga y tai chi:** Estas disciplinas combinan movimiento, respiración y meditación. Son excelentes para fortalecer el cuerpo, calmar la mente y controlar el estrés. Además, pueden ofrecerse versiones adaptadas a los pacientes, favoreciendo su movilidad y bienestar.
- **Diario de gratitud:** Dedicar unos momentos cada día a escribir aquello por lo que se siente agradecido puede cambiar su perspectiva sobre los retos a los que se enfrenta y potenciar su actitud positiva.
- **Técnicas de biorretroalimentación:** Mediante equipos especializados, estas técnicas le enseñan a controlar voluntariamente ciertas funciones fisiológicas, como la frecuencia cardiaca, para controlar el estrés.
- **Arteterapia y musicoterapia:** Expresarse a través del arte o escuchar música relajante son formas excelentes de relajarse para cuidadores y pacientes.
- **Actividades al aire libre:** La naturaleza tiene un efecto calmante. Un simple paseo, escuchar el canto de los pájaros o contemplar el paisaje puede ser una fuente de profunda relajación.
- **Establecer límites:** Saber decir "no", delegar ciertas tareas y tomarse tiempo para uno mismo son esenciales para evitar el agotamiento.

Es esencial que los cuidadores recuerden que dedicar tiempo a su propio bienestar no es un lujo, sino una necesidad. Cuidando de sí mismos, estarán mejor equipados para proporcionar la mejor atención posible a sus pacientes. Las técnicas de relajación y de gestión del estrés son herramientas valiosas en este esfuerzo continuo por alcanzar el equilibrio y el bienestar.

Capítulo 9

CASOS RÁCTICOS: HISTORIAS REALES DE LAS UNIDADES DE ALZHEIMER

Resistencia frente al progreso la enfermedad

La enfermedad de Alzheimer es un calvario, no sólo para los propios enfermos, sino también para los cuidadores y las familias que les rodean. La progresión de la enfermedad, con sus crecientes desafíos y sus sucesivas pérdidas, requiere una notable fuerza interior para perseverar. La resiliencia es la capacidad de enfrentarse a la adversidad, adaptarse y seguir adelante a pesar de los obstáculos. Es una habilidad esencial ante la progresión de la enfermedad de Alzheimer.

La evolución de la resiliencia :
- **Reconocer la realidad**: Aceptar el diagnóstico y reconocer la realidad de la enfermedad es el primer paso. Esto no significa renunciar a la esperanza, sino comprender la situación para poder afrontarla de forma proactiva.
- **Busque apoyo**: Es esencial rodearse de un equipo fuerte, ya sean profesionales sanitarios, grupos de apoyo, amigos o familiares. Compartir las emociones, los retos y los éxitos aumenta la resiliencia.
- **Encontrar sentido**: Comprender que, a pesar de la enfermedad, la persona sigue siendo única y valiosa puede ayudar a encontrar un sentido al proceso. Esto también puede significar implicarse en la concienciación sobre la enfermedad o en la investigación.
- **Celebrar las pequeñas victorias**: A medida que la enfermedad avanza, es crucial celebrar cada momento de alegría, cada recuerdo compartido, cada risa. Estos momentos se convierten en anclas que fortalecen la resiliencia.
- **Cuidar de uno mismo**: Los cuidadores, en particular, necesitan cuidar de su propio bienestar,

tanto físico como emocional. Esto incluye tomarse tiempo para sí mismos, controlar el estrés y encontrar actividades satisfactorias fuera de los cuidados.

- **Educación e información**: Comprender la enfermedad, sus síntomas y tratamientos puede ayudarle a sentirse más en control. La educación es una poderosa herramienta de resiliencia.
- **Adaptabilidad**: A medida que avanza la enfermedad, es crucial ser flexible y adaptarse a las nuevas realidades. Esto puede significar replantearse las rutinas, adaptar el entorno o revisar las expectativas.
- **Mantener una conexión humana**: Mantener el contacto con el paciente, incluso cuando la comunicación se hace difícil, es esencial. Los gestos afectuosos, la música o simplemente estar ahí pueden trascender las barreras de la enfermedad.

La resiliencia ante la progresión de la enfermedad de Alzheimer no es un camino lineal, sino más bien un viaje con sus altibajos. Está alimentada por el amor, la determinación, el apoyo y la capacidad de encontrar la luz incluso en los momentos más oscuros. Más allá de los retos, es un testimonio de la increíble fuerza del espíritu humano.

Navegar por las complejidades de la comunicación

Navegar por las complejidades de la comunicación con un enfermo de Alzheimer requiere tanto paciencia como un enfoque adaptado. La enfermedad, con sus efectos degenerativos sobre las capacidades cognitivas, puede dificultar la comunicación, pero no hacerla imposible. Comprender estas complejidades es esencial para mantener una conexión humana con el paciente a lo largo de la progresión de la enfermedad.

Los retos de la comunicación con la enfermedad de Alzheimer :

- **Alteraciones del lenguaje**: Los pacientes pueden tener dificultades para encontrar las palabras adecuadas, formar frases completas o seguir una conversación.
- **Problemas de memoria**: Los olvidos frecuentes, la dificultad para reconocer caras familiares o recordar acontecimientos recientes pueden obstaculizar la comunicación.
- **Dificultades perceptivas**: Problemas como la mala interpretación de las señales no verbales o una mayor sensibilidad al ruido pueden perturbar la comunicación.

Estrategias para una comunicación eficaz :

- **Sencillez y claridad**: Utilice frases cortas, palabras sencillas y hable despacio. Asegúrese de que se entiende su mensaje antes de pasar al siguiente.
- **Mantenga un tono positivo**: Un tono cálido, una actitud paciente y el contacto visual pueden hacer que la comunicación sea más accesible.
- **Evite las distracciones**: Reduzca al mínimo el ruido de fondo, apague la televisión y asegúrese de tener la atención del paciente antes de hablar.
- **Utilice el lenguaje no verbal**: los gestos, las expresiones faciales y el tacto pueden transmitir tanto o más que las palabras.
- **Validar y reconfortar**: Si el paciente está confuso o ansioso, a menudo es mejor validar sus sentimientos que corregirlos.
- **Utilice ayudas visuales**: Fotos, objetos o ayudas de memoria pueden facilitar la comunicación.

- **Repita o reformule si es necesario**: Si el paciente no entiende, intente reformular en lugar de repetir exactamente la misma frase.
- **Fomente las opciones sencillas**: en lugar de hacer una pregunta abierta, ofrezca dos opciones para facilitar la decisión.
- **Escuche con paciencia**: Aunque el discurso sea desorganizado, el acto de escuchar es un gesto de respeto y compasión.

Anticiparse y adaptarse al cambio :

A medida que la enfermedad avanza, la comunicación puede resultar cada vez más difícil. Es crucial ser flexible, adaptar los métodos y aceptar que, a veces, la simple presencia y el contacto físico pueden ser las formas más poderosas de comunicación.

Navegar por las complejidades de la comunicación en el contexto de la enfermedad de Alzheimer es tanto un arte como una ciencia. Es un viaje de aprendizaje continuo, en el que cada paciente ofrece una lección única sobre la naturaleza de la conexión humana y la importancia de la paciencia, la comprensión y el amor.

Amor y compasión
en el centro de la atención

El amor y la compasión son mucho más que emociones o gestos. En el contexto del cuidado de personas con la enfermedad de Alzheimer, estos dos elementos se convierten en la piedra angular de un enfoque terapéutico que va más allá de la medicación o las intervenciones clínicas. Son la sustancia misma que teje el vínculo entre cuidador y paciente, ofreciendo un destello de humanidad en un paisaje a menudo oscurecido por la enfermedad.

El amor como fundamento :
Más allá de su definición tradicional, el amor en este contexto es una apreciación profunda de la humanidad de la otra persona, un reconocimiento de su valor intrínseco. Los enfermos de Alzheimer, a pesar de la pérdida de ciertas capacidades, siguen siendo seres humanos con deseos, recuerdos y una historia. Amar a estos enfermos significa reconocer su individualidad y su dignidad, incluso cuando ellos mismos ya no pueden hacerlo.

La compasión como método de atención :
La compasión es una respuesta empática al sufrimiento ajeno. Requiere que el cuidador se ponga en el lugar del paciente, sienta lo que éste siente y actúe en consecuencia. En momentos de confusión o angustia, un acto de compasión puede calmar, tranquilizar y reconfortar.

Beneficios tangibles:
- **Reducción de la ansiedad**: Un enfoque cariñoso y compasivo tranquiliza a los pacientes y reduce la ansiedad que suele ir asociada a la enfermedad.
- **Estimulación cognitiva**: Un entorno cálido y afectuoso puede tener un efecto positivo sobre la cognición, fomentando momentos de claridad y conexión.
- **Mejora de los cuidados físicos**: Un enfoque asistencial hace que los procedimientos médicos y las rutinas diarias sean más fáciles de gestionar para el paciente.

Para los cuidadores:
La compasión y el amor son igual de beneficiosos para el cuidador. Dan un sentido profundo al trabajo que realizan, refuerzan los vínculos y proporcionan una fuente de energía en momentos que, de otro modo, serían agotadores.

Sin embargo, asumir un compromiso tan intenso desde el punto de vista emocional no está exento de dificultades. Puede haber un alto riesgo de agotamiento, tristeza por el avance de la enfermedad o dificultad para gestionar las emociones.

La necesidad de equilibrio :

Es crucial que los cuidadores encuentren un equilibrio. Esto significa permitirse descansos, buscar apoyo y reconocer sus propias emociones y necesidades. La compasión por uno mismo es tan importante como la compasión por los pacientes.

El amor y la compasión, cuando se integran en el corazón del cuidado del Alzheimer, pueden transformar la experiencia de la enfermedad para todos los implicados. Son un recordatorio de que, más allá de los síntomas, los medicamentos y los retos, hay un individuo que merece respeto, dignidad y afecto. En este espacio sagrado del cuidado, incluso en medio del declive y la pérdida, pueden seguir floreciendo momentos de belleza, alegría y humanidad.

Capítulo 10

ASPECTOS
ÉTICOS
Y
JURÍDICOS

Los derechos de los enfermos de Alzheimer

Los derechos de los enfermos de Alzheimer revisten una importancia crucial. Estas personas, aunque se enfrentan a un deterioro cognitivo, tienen los mismos derechos fundamentales que cualquier otra persona. Sin embargo, debido a la naturaleza progresiva y debilitante de su enfermedad, pueden requerir una defensa más enérgica de sus derechos.

Reconocimiento de la individualidad :
Cada enfermo de Alzheimer es ante todo un individuo, con su propia historia, valores, deseos y necesidades. A pesar de la enfermedad, su individualidad debe ser siempre respetada y reconocida.

El derecho a una atención digna y respetuosa:
- **Atención de calidad**: los enfermos de Alzheimer tienen derecho a recibir una atención adaptada a sus necesidades, que respete sus preferencias y que sea proporcionada por profesionales formados y competentes.
- **Protección contra los malos tratos**: Como cualquier persona vulnerable, tienen derecho a ser protegidos contra cualquier forma de maltrato, ya sea físico, emocional, financiero o de otro tipo.

Participación en la toma de decisiones :
Incluso con una capacidad cognitiva reducida, los pacientes tienen derecho a ser informados y, en la medida de lo posible, a participar en la toma de decisiones sobre sus cuidados, su tratamiento y su vida cotidiana.
Derecho a la intimidad y a la confidencialidad :

Hay que respetar la intimidad de los enfermos de Alzheimer, ya sea en lo que respecta a sus datos médicos, su intimidad física o sus comunicaciones personales.

Acceso a terapias y tratamientos adecuados :
Esto incluye no sólo tratamientos médicos, sino también intervenciones no farmacológicas como terapias artísticas y musicales y estimulación cognitiva.

El derecho a vivir en un entorno seguro y estimulante :
Los enfermos de Alzheimer tienen derecho a vivir en un entorno seguro, donde se minimicen los riesgos de caídas, deambulación u otros peligros, al tiempo que se benefician de actividades estimulantes adaptadas a sus capacidades.

Derecho a la información :
Los pacientes y sus familias tienen derecho a estar informados sobre la enfermedad, su progresión, las opciones de tratamiento y los recursos disponibles.

Reconocimiento y respeto de las voluntades anticipadas :
Si un paciente ha redactado voluntades anticipadas o ha designado un apoderado en caso de incapacidad, estas decisiones deben respetarse y aplicarse.

Derecho a la no discriminación :
La enfermedad de Alzheimer, aunque tiene un impacto en la cognición, no debe ser motivo para tratar a estos pacientes de forma desigual o estigmatizarlos.

Los derechos de los enfermos de Alzheimer reflejan un enfoque centrado en la persona que pretende garantizar su bienestar y tratarles con dignidad y respeto. Aun reconociendo los retos que plantea la enfermedad, es esencial que los cuidadores, las familias y la sociedad en general defiendan estos derechos con firmeza, garantizando que todos los enfermos de Alzheimer sean tratados con la humanidad y la consideración que merecen.

Toma de decisiones médicas y consentimiento informado

La toma de decisiones médicas y el consentimiento informado ocupan un lugar central en la medicina moderna, haciendo hincapié en el respeto a la autonomía individual y en la necesidad de una comunicación abierta entre el paciente y el profesional sanitario. Sin embargo, cuando se trata de pacientes con la enfermedad de Alzheimer, estos conceptos adquieren una dimensión especialmente compleja.

Principio de consentimiento informado :
El consentimiento informado se basa en la idea de que una persona tiene derecho a tomar decisiones sobre su propio cuerpo y su salud. Antes de cualquier intervención o procedimiento médico, el paciente debe ser informado adecuadamente de los riesgos, los beneficios, las posibles alternativas y las posibles consecuencias. Sólo después de recibir y comprender esta información puede el paciente dar su consentimiento informado.

Retos que plantea la enfermedad de Alzheimer :
- **Capacidad cognitiva reducida**: los enfermos de Alzheimer pueden tener dificultades para comprender información compleja, sopesar los pros y los contras o expresar sus preferencias con claridad.
- **Variabilidad en la capacidad para tomar decisiones**: La capacidad para tomar decisiones puede variar según la fase de la enfermedad, la hora del día u otros factores.

Enfoques de la toma de decisiones médicas :
- **Evaluación de la capacidad de decisión**: Antes de solicitar el consentimiento, es crucial evaluar la capacidad del paciente para comprender y tomar decisiones. Para ello existen herramientas y evaluaciones especializadas.
- **Implicar a familiares y amigos**: Si un paciente no puede dar su consentimiento informado, puede ser necesario implicar a familiares y amigos o a un apoderado designado para ayudar en el proceso de toma de decisiones.
- **Directivas anticipadas**: Estos documentos, redactados cuando el paciente aún es plenamente capaz, expresan los deseos del paciente respecto a los cuidados médicos, las intervenciones y el tratamiento en caso de una futura incapacidad para tomar decisiones.
- **Comunicación simplificada**: Para facilitar la comprensión, puede ser útil adaptar el lenguaje, utilizar ayudas visuales u otros medios para presentar la información de forma clara y concisa.

El papel de los profesionales sanitarios :
Es crucial que los profesionales sanitarios respeten la autonomía de los pacientes al tiempo que garantizan su seguridad y bienestar. Esto puede requerir discusiones delicadas, escuchar atentamente y prestar atención a las señales no verbales.

La toma de decisiones médicas y el consentimiento informado de los enfermos de Alzheimer son procesos complejos que requieren sensibilidad, paciencia y habilidad. Aunque la enfermedad puede mermar la capacidad de decisión, la importancia de respetar la dignidad, los derechos y los deseos del paciente sigue siendo primordial. Un enfoque centrado en la persona, combinado con una estrecha colaboración con las familias y los cuidadores, puede proporcionar una forma equilibrada y ética de navegar por estas delicadas aguas.

Gestión de casos de abuso y negligencia

La gestión de los casos de maltrato y abandono de personas con la enfermedad de Alzheimer es una tarea delicada, urgente y esencial. Debido a su mayor vulnerabilidad, estas personas corren a menudo el riesgo de ser víctimas de explotación, abuso o negligencia. Tratar este tema requiere una combinación de sensibilidad, competencia profesional y compromiso moral.

Tipos de abusos encontrados :
- **Maltrato físico:** Actos de violencia o trato brusco.
- **Maltrato emocional**: insultos, humillaciones, amenazas o aislamiento.
- **Abuso sexual:** Cualquier acto sexual no consentido.
- **Abuso financiero**: Explotación financiera, robo o malversación de fondos.
- **Negligencia**: No proporcionar los cuidados básicos, como la alimentación, la higiene o la toma de medicamentos.

Reconocer los signos :
Los profesionales sanitarios, especialmente los que trabajan en unidades de Alzheimer, deben estar formados para reconocer los signos sutiles de maltrato o negligencia. Estos pueden incluir cambios de comportamiento inexplicables, lesiones recurrentes, signos de angustia emocional o aislamiento, anomalías financieras o un deterioro de la salud sin razón médica aparente.

Protocolos de intervención :
- **Documentación precisa**: Es esencial documentar detalladamente cualquier signo o síntoma

90

sospechoso, incluyendo descripciones detalladas, fotos si es necesario y cualquier otra información relevante.

- **Confidencialidad**: Proteger la privacidad del paciente es primordial, salvo en casos de riesgo inmediato.
- **Denuncia**: En caso de sospecha justificada de abuso o negligencia, debe presentarse una denuncia ante las autoridades competentes.
- **Apoyo al paciente**: Proporcionar un entorno seguro y ofrecer apoyo psicológico y médico adaptado al paciente.

Prevención :

- **Formación del personal**: Todos los profesionales sanitarios deben recibir formación específica sobre el reconocimiento y la gestión del maltrato y el abandono.
- **Evaluaciones periódicas**: Las evaluaciones periódicas del bienestar físico y emocional del paciente pueden ayudar a detectar y prevenir los malos tratos.
- **Comunicación abierta**: Fomentar la comunicación abierta entre el personal, los pacientes y las familias puede ayudar a prevenir o detectar los abusos.
- **Protocolos claros**: Disponer de procedimientos estandarizados para tratar las denuncias de abusos garantiza que los casos se traten con rapidez y eficacia.

La gestión de los casos de maltrato y abandono de enfermos de Alzheimer es una grave responsabilidad para todos los profesionales sanitarios. Más allá de las aptitudes profesionales, requiere auténtica humanidad, vigilancia constante y un compromiso inquebrantable con la protección y el bienestar de estas personas especialmente vulnerables. Cada caso de maltrato o negligencia es una tragedia, pero con la formación adecuada, concienciación y protocolos de actuación eficaces, estos sucesos pueden minimizarse o incluso eliminarse.

Capítulo 11

NUTRICIÓN Y CUIDADO DE LOS ALIMENTOS

Retos nutricionales en pacientes con Alzheimer

La nutrición desempeña un papel crucial en el bienestar general de todo individuo. Para las personas que padecen la enfermedad de Alzheimer, mantener una dieta equilibrada puede presentar retos únicos. Los cambios cognitivos, conductuales y fisiológicos asociados a la enfermedad pueden interferir con una ingesta alimentaria adecuada, y reconocer y gestionar estos retos es esencial para apoyar la salud y la calidad de vida del paciente.

Cambios en la percepción y las preferencias :
A medida que la enfermedad progresa, los pacientes pueden perder el gusto por ciertos alimentos o desarrollar aversiones repentinas. Estos cambios pueden deberse a alteraciones en la percepción del gusto y el olfato. Las preferencias alimentarias también pueden verse influidas por factores psicológicos o emocionales, como la ansiedad o la depresión.

Problemas para masticar y tragar :
Los pacientes pueden tener dificultades para masticar o tragar ciertos alimentos, lo que aumenta el riesgo de atragantamiento o desnutrición. Esto puede deberse a una pérdida de coordinación muscular o a cambios en la estructura de la boca.

Reducción del apetito :
Algunos enfermos de Alzheimer pueden perder el apetito, ya sea como consecuencia de la propia enfermedad o por la medicación prescrita. Esto puede provocar una pérdida de peso no deseada y deficiencias nutricionales.

Olvidarse de comer:

La pérdida de memoria habitual en los enfermos de Alzheimer puede llevarles a olvidarse de comer o a comer varias veces pensando que no lo han hecho.

Dificultades de comportamiento :

Comportamientos como la agitación, la confusión o la distracción pueden dificultar la alimentación. Además, algunos pacientes pueden tener fijaciones o compulsiones en torno a ciertos alimentos.

Estrategias de afrontamiento :

- **Ambiente tranquilo para la comida**: Crear un entorno tranquilo y libre de distracciones puede ayudar a centrar la atención del paciente en la comida.
- **Alimentos familiares y favoritos**: Servir alimentos que el paciente reconozca y disfrute puede estimular la ingesta de alimentos.
- **Ayuda con las comidas**: Algunos pacientes pueden necesitar ayuda para comer, ya sea cortando los alimentos o siendo guiados durante la comida.
- **Suplementos** nutricionales: Si la ingesta de alimentos es insuficiente, puede considerarse la posibilidad de tomar suplementos nutricionales para garantizar una ingesta adecuada.
- **Control regular del peso y la nutrición: El** control regular del peso, la ingesta de alimentos y los niveles de nutrientes esenciales puede ayudar a identificar precozmente cualquier problema potencial.
- **Terapias alternativas**: La musicoterapia o la aromaterapia pueden estimular el apetito o crear una atmósfera más propicia para comer.

Afrontar los retos nutricionales de los pacientes de Alzheimer requiere un enfoque holístico que tenga en cuenta tanto los aspectos médicos como psicosociales de la enfermedad. Mediante una observación atenta, flexibilidad y una estrecha colaboración con dietistas, cuidadores y familiares, es posible superar estos obstáculos y garantizar una nutrición óptima a los pacientes a lo largo de su trayectoria con la enfermedad de Alzheimer.

Técnicas para fomentar la alimentación y la hidratación

Fomentar la nutrición y la hidratación de los enfermos de Alzheimer es esencial para mantener su salud física, prevenir complicaciones médicas y favorecer su bienestar general. He aquí algunas técnicas para lograrlo sin problemas y con eficacia:

1. Crear el entorno adecuado :
   - **Ambiente tranquilo**: Reduzca las distracciones como la televisión o la radio durante las comidas para ayudar al paciente a concentrarse en comer.
   - **Montaje atractivo**: Presente la comida de forma apetitosa, con colores variados y platos bien dispuestos. Los platos contrastados pueden ayudar a los pacientes a ver la comida con mayor claridad.
2. Adaptar las preferencias alimentarias :
   - **Comida familiar**: Los platos familiares pueden despertar el interés del paciente por la comida, evocando recuerdos agradables.
   - **Texturas variadas**: Si masticar o tragar se convierte en un problema, pruebe alimentos más blandos o en puré. Los batidos y las sopas también pueden ser buenas opciones.
3. Estar presente en las comidas:
   - **Comer juntos**: El simple hecho de compartir una comida puede animar a un paciente a comer.

- **Guía manual**: Para los pacientes más avanzados, puede ser necesario guiarles suavemente la mano para ayudarles a comer.

4. Comidas divididas :

- **Comidas pequeñas frecuentes**: En lugar de tres grandes comidas, intente dar porciones más pequeñas con más frecuencia a lo largo del día.

5. Hidratación :

- **Recordatorios regulares**: Anime a los pacientes a beber con regularidad, aunque no tengan sed.
- **Una variedad de bebidas**: tés, zumos, sopas, aguas aromatizadas o batidos pueden hacer más apetecible la hidratación.
- **Detecte los signos de deshidratación**: La piel seca, la confusión o la orina oscura pueden ser signos de una hidratación insuficiente.

6. Técnicas de refuerzo :

- **Elogie y anime**: Elogie los esfuerzos del paciente, por pequeños que sean.
- **Implique al paciente**: Hágale participar en la preparación de las comidas o en la elección de los alimentos, lo que puede estimular su interés por la comida.

7. Utilización de herramientas adecuadas :

- **Utensilios ergonómicos**: Los cubiertos adaptados o las tazas con asas grandes pueden facilitar la ingesta de alimentos.
- **Compruebe la temperatura**: Asegúrese de que la comida y las bebidas no estén ni demasiado calientes ni demasiado frías.

8. Preste atención a las necesidades nutricionales :

- **Suplementos**: Si la ingesta de alimentos es insuficiente, discuta con un nutricionista la posibilidad de introducir suplementos para garantizar las necesidades nutricionales.

- **Detección de carencias: Las** revisiones periódicas pueden ayudar a identificar precozmente cualquier carencia nutricional.

La nutrición y la hidratación son elementos fundamentales en el cuidado de los enfermos de Alzheimer. Abordarlos con paciencia, creatividad y compasión puede marcar la diferencia en el bienestar del paciente. Estando atentos a las necesidades únicas del paciente, adaptando las técnicas y colaborando con los profesionales sanitarios, los cuidadores pueden superar los retos nutricionales y garantizar una atención óptima.

Gestión de los trastornos de la deglución y aspiraciones

La disfagia, o dificultad para tragar, es una afección común en las personas con enfermedad de Alzheimer y otras formas de demencia. El tratamiento adecuado de estos problemas es esencial para prevenir complicaciones como la desnutrición, la deshidratación y, sobre todo, la aspiración, que puede provocar neumonía.

Reconocer los síntomas:
- **Toser o atragantarse** con la comida o la bebida.
- **Cambio de voz** después de beber o comer (voz húmeda o arrastrada).
- **Retención de alimentos en la** boca o dificultad para empezar a tragar.
- **Pérdida de peso** inexplicable y disminución del apetito.

Estrategias para gestionar la disfagia:
- **Consulta profesional**: Es importante someterse a una evaluación por parte de un logopeda, que puede

ofrecerle consejos específicos sobre la gestión de la disfagia.

- Cambio en la consistencia de los alimentos :
  - Puré o comida picada para facilitar la deglución.
  - Utilice espesantes para líquidos si es necesario.
- Posición adecuada durante y después de las comidas:
  - Asegúrese de que el paciente está sentado erguido en un ángulo de 90 grados durante las comidas.
  - Evite acostar al paciente inmediatamente después de comer o beber.
- Técnicas de deglución :
  - Fomente la deglución múltiple para asegurarse de que ha bajado toda la comida.
  - Utilice técnicas como tragar con la barbilla hacia abajo (la cabeza inclinada hacia abajo) para ayudar a proteger las vías respiratorias.
- **Vigilancia cuidadosa**: Esté atento a los signos de aspiración, como tos, cambios en el color de la piel o respiración sibilante.
- **Mantener una buena higiene bucal**: Los restos de comida en la boca pueden ser aspirados posteriormente, por lo que es esencial asegurarse de que la boca está limpia después de las comidas.

Prevención de la aspiración:

- **Control regular**: Compruebe regularmente el estado pulmonar del paciente, escuche su respiración.
- **Evite las distracciones**: Las comidas deben tener lugar en un ambiente tranquilo para que el paciente pueda concentrarse en la deglución.
- **Haga pausas frecuentes**: Deje que el paciente recupere el aliento entre bocados o sorbos.

- **Consulte con regularidad**: Las evaluaciones periódicas realizadas por profesionales pueden ayudar a identificar y corregir los problemas antes de que se agraven.

La disfagia y el riesgo de aspiración son graves problemas para las personas con enfermedad de Alzheimer. Una gestión proactiva e informada puede evitar complicaciones graves. Con la formación adecuada, una vigilancia constante y apoyo profesional, los cuidadores pueden proporcionar una atención segura y eficaz a sus pacientes al tiempo que les permiten disfrutar de sus comidas.

Capítulo 12

MOVILIZACIÓN Y PREVENCIÓN DE CAÍDAS

Comprender los riesgos de las caídas en pacientes con Alzheimer

Las caídas son una gran preocupación para los ancianos, y aún más para las personas con enfermedad de Alzheimer. El deterioro cognitivo, los cambios sensoriales y motores, así como la medicación, pueden aumentar el riesgo de caídas en estos pacientes. Comprender y minimizar estos riesgos es esencial para garantizar la seguridad del paciente.

Factores de riesgo :
- **Problemas para caminar y mantener el equilibrio**: A medida que la enfermedad avanza, las funciones motoras del paciente pueden deteriorarse, lo que dificulta caminar y mantener el equilibrio.
- **Deterioro visual**: La percepción visual puede verse afectada, dificultando la distinción de obstáculos, bordes o cambios en el nivel del suelo.
- **Confusión y desorientación**: Los pacientes pueden no reconocer su entorno, intentar levantarse por la noche o tener alucinaciones que les hagan moverse bruscamente.
- **Efectos secundarios de la medicación**: Algunos medicamentos, en particular los destinados a tratar la ansiedad, la depresión o los trastornos del sueño, pueden provocar mareos o una bajada de la tensión arterial.
- **Obstáculos ambientales**: Los muebles mal colocados, los cables eléctricos, las alfombras y la falta de iluminación pueden contribuir a las caídas.

Estrategias de prevención :
- **Evaluación regular**: Es crucial evaluar regularmente las habilidades motoras del paciente, así como su entorno, para identificar posibles riesgos.
- Seguridad en el hogar :

- Retire los obstáculos del suelo.
- Instale pasamanos en el baño y junto a la cama.
- Utilice alfombrillas antideslizantes.
- Garantice una iluminación adecuada, especialmente por la noche.
- Opte por un calzado adecuado con buena sujeción y suela antideslizante.

- **Ejercicio regular**: Anime a los pacientes a hacer ejercicios suaves como caminar o tai chi, que pueden mejorar el equilibrio y la fuerza muscular.
- **Revisión de la medicación**: Colabore con un médico para asegurarse de que la medicación prescrita no aumenta innecesariamente el riesgo de caídas.
- **Formación y concienciación**: Formar a los cuidadores y familiares para que reconozcan los riesgos de caídas e intervengan en consecuencia.

Las caídas entre los enfermos de Alzheimer no son inevitables. Si se comprenden los riesgos asociados y se aplican medidas preventivas, puede reducirse en gran medida el número de incidentes. Es un proceso que requiere una atención constante, una evaluación continua y una estrecha colaboración entre los cuidadores, los profesionales sanitarios y la familia para garantizar la seguridad del paciente.

Técnicas de movilización adecuadas

Movilizar a los enfermos de Alzheimer requiere una atención especial, no sólo por los retos físicos, sino también por los cognitivos. La enfermedad puede alterar la percepción del paciente, su capacidad para seguir instrucciones y su coordinación motora. Por lo tanto, las técnicas de movilización deben adaptarse para garantizar la seguridad y la comodidad del paciente, respetando al mismo tiempo su dignidad.

Principios generales de la movilización :
Comunicación: Antes de cualquier movilización, hable con suavidad y claridad al paciente, explicándole lo que va a hacer.
Enfoque tranquilo: Los movimientos bruscos o inesperados pueden provocar ansiedad o resistencia.
La seguridad ante todo: asegúrese de que el entorno es seguro, con superficies antideslizantes y sin obstáculos.
Técnicas específicas :
Transferencia de cama a silla :
- Utilice hojas deslizantes o tablas de transferencia si es necesario.
- Asegúrese de que el paciente está sentado en el borde de la cama con los pies bien apoyados en el suelo antes de levantarse.
- Ofrézcales apoyo bajo los brazos y asegúrese de que son capaces de soportar su peso antes de moverlos completamente.
Caminar :
- Si el paciente está inestable, utilice un cinturón para caminar o un andador.
- Camine a su lado, ligeramente hacia atrás, dispuesto a proporcionarles apoyo.
- Fomente los pasos lentos y firmes, evitando las superficies irregulares.
Movilización pasiva :
- Cuando el paciente esté encamado y no pueda moverse por sí mismo, realice movimientos pasivos para evitar la rigidez articular.
- Apoye suavemente la extremidad y muévala a través de su rango normal de movimiento.

Uso de dispositivos de asistencia :

Las grúas mecánicas   para pacientes pueden utilizarse para pacientes que no pueden soportar su propio peso.

Asegúrese de que las correas están bien sujetas y de que el paciente está cómodo durante el proceso.

Higiene y cuidado personal :

Cuando ayude al paciente con sus cuidados personales, asegúrese de que está bien apoyado. Por ejemplo, al bañarse, utilice una silla de ducha con pies antideslizantes.

Puntos a tener en cuenta:

El dolor puede afectar a la capacidad de movilización. Asegúrese de que el paciente está cómodo y considere la posibilidad de administrar analgésicos si es necesario.

Evalúe regularmente la capacidad de movilización del paciente y adapte las técnicas en consecuencia.

Implique al paciente todo lo posible y anímele a ayudar en todo lo que pueda.

Asegúrese de que todo el personal esté formado en las técnicas de movilización adecuadas.

Movilizar a los enfermos de Alzheimer puede ser todo un reto, pero con el enfoque adecuado puede hacerse de forma segura y eficaz. Es un componente esencial de la atención a estos pacientes, ya que ayuda a prevenir complicaciones como las úlceras por presión y la pérdida de fuerza muscular, al tiempo que favorece el bienestar general.

Características de seguridad y equipamiento

Cuando se trabaja con enfermos de Alzheimer, la seguridad es una prioridad absoluta. Estos pacientes pueden mostrar un comportamiento imprevisible, una percepción reducida del peligro y un sentido de la orientación deteriorado. Por ello, crear un entorno seguro y adecuado es esencial para prevenir accidentes y fomentar la sensación de bienestar.

Equipamiento general :

Iluminación: Una buena iluminación es crucial para prevenir las caídas. Utilice luces que detecten el movimiento para iluminar automáticamente las zonas cuando se acerque una persona, como pasillos y cuartos de baño.

Suelos: Evite las alfombras, que pueden crear obstáculos. Opte por revestimientos de suelo antideslizantes, sobre todo en los cuartos de baño.

Señalización clara: Las señales con dibujos pueden ayudar a los pacientes a orientarse e identificar las habitaciones, como los aseos o su propio dormitorio.

Barras de sujeción: Instálelas en baños, aseos y cerca de la cama para facilitar la movilización.

Cámaras de vigilancia: En algunos casos, para garantizar la seguridad de los pacientes de alto riesgo, pueden instalarse cámaras para controlar los movimientos y prevenir incidentes.

Dispositivos de seguridad específicos :

Detectores de movimiento: Estos dispositivos pueden alertar al personal si un paciente sale de su cama o habitación durante la noche.

Muñequeras de identificación: Pueden llevar chips GPS para localizar a los pacientes que puedan perderse.

Puertas seguras: Los códigos de acceso o los sistemas de credenciales pueden impedir que los pacientes salgan sin supervisión.

Reductores del riesgo de caídas: Incluyen camas bajas, alfombrillas colocadas junto a la cama y calzado antideslizante.

Sistemas de alerta: Los botones de llamada o los dispositivos portátiles permiten a los pacientes señalar si necesitan ayuda.

Esquinas redondeadas en los muebles: Esto puede evitar lesiones en caso de caída.

Zonas especiales :

Jardines seguros: Una zona exterior vallada y supervisada permite a los pacientes disfrutar del aire libre con total seguridad.

Zonas de relajación: Las habitaciones tranquilas y relajantes pueden ayudar a controlar la agitación o la ansiedad de los pacientes.

Educación y formación :

Además del alojamiento físico, el personal debe recibir formación en técnicas de prevención de caídas, gestión de comportamientos difíciles y respuesta a emergencias. Los simulacros regulares y los recordatorios de los procedimientos de seguridad pueden contribuir a garantizar la protección de los pacientes.

Crear un entorno seguro para los pacientes de Alzheimer va más allá de la simple prevención de accidentes. Ayuda a crear una atmósfera en la que los pacientes se sientan seguros, respetados y cuidados. Aplicando estas características y dispositivos de seguridad, es posible ofrecer cuidados de alta calidad minimizando los riesgos.

107

Capítulo 13

MUERTE Y CUIDADOS PALIATIVOS

Un enfoque sensible al final de la vida

El cuidado de pacientes con enfermedad de Alzheimer avanzada y la proximidad del final de la vida son periodos delicados que requieren especial atención y sensibilidad. Esto implica no sólo asegurarse de que el paciente recibe la atención médica adecuada, sino también de que se tienen en cuenta sus necesidades emocionales, psicológicas y espirituales. Abordar el final de la vida con sensibilidad requiere compasión, empatía y una comunicación abierta con el paciente, la familia y el equipo asistencial.

1. Reconocer los signos del final de la vida :
Los enfermos de Alzheimer pueden presentar síntomas como deterioro cognitivo, pérdida de apetito, inmovilidad creciente, infecciones frecuentes o un deterioro general de la salud. Reconocer estos signos permite preparar y adaptar mejor los cuidados.

2. Comunicación con la familia :
Entable conversaciones abiertas y sinceras con la familia sobre el curso de la enfermedad, las opciones de cuidados paliativos y los deseos del paciente al final de su vida. Asegúrese de elegir un momento adecuado, en un entorno tranquilo, para estas delicadas conversaciones.

3. Cuidados paliativos :
El objetivo es aliviar el dolor y otros síntomas molestos, apoyando al mismo tiempo las necesidades emocionales y espirituales del paciente. Se hace hincapié en la calidad de vida más que en su duración.

4. Respetar los deseos del paciente :
Si el paciente ha redactado unas voluntades anticipadas o un poder notarial para la atención sanitaria, es imperativo

que se respeten sus deseos respecto al tratamiento médico, la intervención y el final de la vida.

5. Apoyo emocional :

Ofrezca sesiones regulares de apoyo psicológico o terapias de música y arte para ayudar a los pacientes a expresar sus emociones y encontrar una sensación de calma.

6. Espiritualidad :

Si el paciente es religioso o espiritual, incorpore prácticas o rituales que sean importantes para él, como la oración, la meditación o rituales específicos.

7. Prepararse para las secuelas :

Guíe a la familia a través del proceso de duelo, ayudándoles a anticipar y comprender las emociones que puedan estar sintiendo. Ofrezca recursos como grupos de apoyo o asesores de duelo.

8. Rituales de despedida :

Permita que la familia pase tiempo con el paciente, hablándole, cogiéndole de la mano o escuchando su música favorita. Estos momentos pueden ayudar a cerrar la herida.

Abordar con sensibilidad el final de la vida de los enfermos de Alzheimer es un proceso complejo que abarca no sólo los aspectos médicos, sino también las emociones, la espiritualidad y la dignidad humana. Es un momento en el que la compasión, el respeto y la empatía adquieren todo su significado. Como profesional sanitario, es esencial guiar con delicadeza al paciente y a su familia a lo largo de esta etapa, asegurándose de que se respetan y apoyan todas sus necesidades.

Cuidados paliativos específicos para enfermos de Alzheimer

Los cuidados paliativos desempeñan un papel vital en el apoyo a los enfermos de Alzheimer, sobre todo en las fases avanzadas de la enfermedad. Estos cuidados no se limitan a tratar el dolor físico, sino que abarcan también los aspectos psicológicos, sociales y espirituales del bienestar. Su objetivo es mejorar la calidad de vida del paciente y apoyar a su familia. En el caso de los enfermos de Alzheimer, los cuidados paliativos adquieren características especiales que reflejan la complejidad de la enfermedad.

1. Evaluación global de las necesidades :
La evaluación periódica de las necesidades del paciente es fundamental para adaptar los cuidados a la progresión de la enfermedad. Esto incluye la evaluación del dolor (que suele subestimarse o malinterpretarse en estos pacientes), los síntomas conductuales y las necesidades nutricionales.

2. Tratamiento del dolor :
El deterioro de la comunicación dificulta que los pacientes expresen su dolor. Por lo tanto, es crucial utilizar escalas de medición del dolor adecuadas y permanecer atento a signos no verbales como la agitación, el rechazo a comer o el retraimiento.

3. Enfoque no farmacológico :
Además de la medicación, las terapias complementarias como la musicoterapia, la terapia artística o la terapia de masajes pueden ayudar a aliviar los síntomas y proporcionar bienestar.

4. Gestión de los síntomas neuropsiquiátricos :
Los pacientes pueden experimentar síntomas como agitación, agresividad o depresión. A menudo se requiere

una combinación de enfoques medicinales y no medicinales para controlarlos.

5. Apoyo nutricional :
A medida que la enfermedad progresa, pueden surgir problemas con la alimentación. Puede considerarse la evaluación periódica del estado nutricional, el uso de alimentos adecuados o la alimentación enteral.

6. Comunicación adecuada :
El enfoque de la comunicación debe modificarse para satisfacer las necesidades de los pacientes que puedan tener dificultades para comprender o expresarse. Es preferible una comunicación sencilla, clara y repetitiva.

7. Apoyo emocional y espiritual :
Es esencial respetar las creencias y valores del paciente. El recurso a capellanes, consejeros u otros profesionales espirituales puede ofrecer un valioso apoyo.

8. Apoyo a las familias :
Las familias suelen necesitar orientación, educación y apoyo emocional. Ayudarles a comprender lo que pueden esperar, proporcionarles recursos y apoyarles en su proceso de duelo es esencial.

9. Planificación anticipada de cuidados :
Aunque sea difícil, es importante discutir con la familia los deseos del paciente en cuanto a los cuidados, sobre todo en cuestiones como la reanimación, la nutrición artificial y la hospitalización.

10. Lugar de atención :
La decisión sobre dónde se prestarán los cuidados (en casa, en un hospicio, en una unidad especializada) debe basarse en las necesidades del paciente, los deseos de la familia y los recursos disponibles.

Los cuidados paliativos para enfermos de Alzheimer requieren un enfoque holístico, individualizado y centrado en el paciente. Requiere una estrecha colaboración entre los distintos profesionales sanitarios para garantizar una atención óptima tanto para el paciente como para su familia.

Apoyo a las familias durante el duelo

La enfermedad de Alzheimer es un calvario que suele durar muchos años y, a lo largo de este periodo, las familias experimentan sucesivos duelos, que van desde la pérdida gradual de las capacidades cognitivas de su ser querido hasta su fallecimiento físico. El apoyo en el duelo es un aspecto esencial de los cuidados, que permite a las familias encontrar un cierto grado de paz y reconstruir sus vidas tras la pérdida.

1. Luto anticipado:
Incluso antes de la muerte del paciente, las familias experimentan lo que se conoce como "duelo anticipado". Lloran la pérdida de los recuerdos, la personalidad y las capacidades de su ser querido. Es un proceso complejo, porque se mezcla con el dolor de ver alejarse al ser querido, sin dejar de estar físicamente presente.

2. Reconocer la singularidad del duelo:
Cada familia y cada individuo vive el duelo de forma diferente. Es esencial reconocer esta singularidad, no juzgar y proporcionar un apoyo adaptado a cada situación.

3. Proporcionar información:
Comprender el proceso de la enfermedad, sus etapas y las reacciones emocionales que genera puede ayudar a las familias a gestionar su duelo de forma más eficaz. Pueden

organizarse periódicamente sesiones informativas y debates abiertos.

4. Ofrezca apoyo psicológico:
Las sesiones de terapia individual o de grupo, dirigidas por profesionales formados, pueden ayudar a las familias a expresar sus sentimientos, gestionar su dolor y encontrar estrategias para seguir adelante.

5. Fomente los grupos de apoyo:
Los grupos de apoyo ofrecen a las familias un lugar donde compartir sus experiencias, dificultades y estrategias de afrontamiento. Estas reuniones refuerzan el sentimiento de que no están solos ante la enfermedad.

6. Organizar rituales:
Los rituales, religiosos o no, pueden ayudar a dar sentido a la pérdida, celebrar la vida del fallecido y comenzar el proceso de curación.

7. Fomente la expresión de sentimientos:
Es importante permitir que las familias expresen sus sentimientos, ya sean de tristeza, enfado, culpabilidad u otros. La expresión puede adoptar muchas formas: discusión, escritura, arte, música, etc.

8. Prepárese para la fase posterior al duelo:
Es crucial apoyar a las familias en el periodo posterior, ayudándoles a prever la vida sin su ser querido, a recuperar el equilibrio y a planificar nuevos proyectos o actividades.

Apoyar a las familias en su duelo es un viaje delicado que requiere escucha, compasión y experiencia. Es un proceso que no se limita a las secuelas inmediatas de la muerte, sino que es a largo plazo. Reconocer la profundidad de su duelo y ofrecer el apoyo adecuado ayuda a aliviar la carga de las familias y a guiarlas hacia la curación.

Capítulo 14

HERRAMIENTAS TECNOLÓGICAS EN LAS UNIDADES DE ALZHEIMER

El uso de la tecnología mejorar la atención

En una era dominada por el desarrollo tecnológico, es natural integrar estas innovaciones en el mundo de los cuidados y, en particular, en el tratamiento y la atención de los pacientes que padecen la enfermedad de Alzheimer. Lejos de ser meros artilugios, estas tecnologías pueden provocar cambios significativos, no sólo en la vida de los pacientes, sino también en la de los profesionales sanitarios y sus familias.

1. Tecnologías de asistencia y vigilancia:
Dispositivos como los relojes con GPS pueden ayudar a seguir los movimientos de los pacientes, minimizando el riesgo de que deambulen. Además, pueden instalarse sensores de movimiento y cámaras en los domicilios o centros asistenciales para vigilar las actividades de los pacientes, garantizando su seguridad.

2. Mejora de la comunicación:
Se han diseñado aplicaciones específicas para facilitar la comunicación entre los pacientes y sus familiares o cuidadores. Estas herramientas visuales y auditivas pueden ayudar a superar las barreras lingüísticas y cognitivas que surgen a medida que avanza la enfermedad.

3. Realidad virtual:
La realidad virtual se ha mostrado prometedora para ayudar a los pacientes a revivir recuerdos, visitar lugares familiares o participar en actividades terapéuticas, contribuyendo así a su bienestar emocional y cognitivo.

4. Juegos y aplicaciones de estimulación cognitiva:
Se han desarrollado muchos juegos interactivos para tabletas y ordenadores, dirigidos a la memoria, la atención

y otras funciones cognitivas. Estos juegos pueden ser a la vez entretenidos y beneficiosos para mantener la capacidad mental.

5. Telemedicina y monitorización a distancia:
La telemedicina permite a los médicos y profesionales sanitarios controlar a los pacientes a distancia, facilitando el acceso a la atención sin necesidad de desplazamientos frecuentes, lo que puede ser especialmente útil para los pacientes que viven en zonas remotas.

6. Robótica e inteligencia artificial:
En algunos establecimientos se han introducido robots equipados con inteligencia artificial para ayudar en la atención a los pacientes, ya sea en tareas de vigilancia, de interacción social o incluso en tareas como la dispensación de medicamentos.

7. Bases de datos e historias clínicas electrónicas:
El uso de historiales médicos electrónicos permite una mejor coordinación entre los distintos profesionales sanitarios, garantizando una atención más coherente y eficaz.

La integración de la tecnología en el cuidado de los enfermos de Alzheimer está abriendo nuevas puertas, tanto en términos de eficacia de los cuidados como de calidad de vida para los pacientes. Sin embargo, es esencial garantizar que estas innovaciones se utilicen con criterio, complementando los enfoques tradicionales y siempre en beneficio del paciente.

Herramientas de vigilancia y seguridad

Cuando se atiende a pacientes con la enfermedad de Alzheimer, la seguridad es una de las principales preocupaciones. A medida que la enfermedad avanza, los pacientes pueden ser propensos a comportamientos imprevisibles, desorientación e incluso fugas. La tecnología moderna ofrece una serie de herramientas que, si se utilizan adecuadamente, pueden garantizar una mayor seguridad a estos pacientes, preservando al mismo tiempo su dignidad.

1. Dispositivos de geolocalización:

Relojes GPS: Estos relojes discretos y fáciles de llevar siguen la posición del paciente en tiempo real. También pueden programarse para enviar alertas si el paciente abandona una zona definida.

Plantillas con GPS: Para los pacientes que de otro modo no podrían quitarse el reloj, pueden colocarse plantillas equipadas con GPS en sus zapatos.

2. Alarmas y sensores de movimiento:

Sensores de puerta: emiten una alerta si una puerta está abierta, especialmente útiles para evitar que la gente salga por la noche.

Detectores de movimiento: Pueden utilizarse para vigilar zonas específicas, como la entrada de una casa o una habitación.

3. Cámaras de vigilancia:

Colocados estratégicamente, permiten a los cuidadores vigilar determinadas habitaciones a distancia, garantizando la seguridad del paciente al tiempo que ofrecen cierto grado de autonomía.

A menudo se dispone de aplicaciones móviles para la supervisión en tiempo real.

4. Dispositivos de comunicación:

Interfonos: Permiten la comunicación entre diferentes habitaciones, ideal para tranquilizar a un paciente o intervenir rápidamente.

Relojes comunicantes: Además de la geolocalización, algunos relojes permiten la comunicación directa con el usuario.

5. Sistemas de alerta médica:

Botones de emergencia: Llevados alrededor del cuello o en la muñeca, estos botones, cuando se activan, envían una alerta a un centro de control o a un familiar.

6. Aplicaciones móviles dedicadas:

Existen varias aplicaciones diseñadas específicamente para ayudar a los cuidadores a controlar a los enfermos de Alzheimer, que incluyen funciones como recordatorios de medicación, geolocalización y comunicación directa.

7. Dispositivos de bloqueo de drogas y de seguridad para el hogar:

Los botiquines con cerradura evitan las sobredosis accidentales.

Los protectores para placas de cocina u otros electrodomésticos peligrosos evitan accidentes en el hogar.

Al tiempo que se aprovechan las ventajas de estas herramientas de monitorización y seguridad, es esencial respetar la intimidad y la dignidad del paciente. El uso de estos dispositivos debe hacerse con consentimiento y transparencia, garantizando que el paciente y su familia estén informados y se sientan cómodos con las medidas puestas en marcha.

La tecnología como medio comunicación y compromiso

Los avances tecnológicos han transformado nuestra forma de comunicarnos e interactuar. Para los enfermos de Alzheimer, estas innovaciones pueden ofrecerles nuevas formas de comunicarse, así como revitalizar su compromiso con el mundo que les rodea, a pesar de los obstáculos que plantea la enfermedad.

1. Tabletas y aplicaciones específicas:
Las tabletas, con su interfaz intuitiva, son herramientas inestimables. Las aplicaciones específicas permiten a los pacientes participar en juegos de memoria, expresar sus emociones o simplemente comunicarse con sus seres queridos a través de videollamadas.

2. Realidad virtual y aumentada:
Estas tecnologías inmersivas pueden utilizarse para trasladar a los pacientes a entornos familiares, ayudarles a revivir recuerdos o incluso para terapias de relajación. Ofrecen una experiencia multisensorial que puede adaptarse a las necesidades específicas del paciente.

3. Plataformas de música y vídeo:
La música tiene el poder de desencadenar recuerdos y emociones. Gracias a plataformas como Spotify y YouTube, es posible crear listas de reproducción personalizadas que recuerden a los pacientes momentos preciosos de su vida.

4. Videojuegos adaptados:
Algunos videojuegos han sido especialmente diseñados para personas con demencia, estimulando su cognición a la vez que les proporcionan momentos de diversión.
5. Robots sociales:
Robots como Paro, la foca interactiva, y Pepper han sido diseñados para interactuar socialmente con los pacientes, proporcionándoles una fuente de compañía e interacción.

6. Relojes y pulseras comunicantes:
Además de la simple monitorización, algunos de estos dispositivos permiten la interacción bidireccional, lo que permite al paciente transmitir un mensaje o expresar una necesidad.

7. Foros y comunidades en línea:

Para la familia y los amigos, estos espacios ofrecen la oportunidad de compartir, aprender y encontrar apoyo. A veces los propios pacientes, especialmente en las primeras fases de la enfermedad, pueden beneficiarse de estos intercambios.

Al derribar las barreras de comunicación tradicionales, la tecnología está abriendo vías prometedoras para relacionarse con los pacientes de Alzheimer. Sin embargo, es esencial adaptar estas herramientas a las necesidades individuales de cada paciente e integrarlas en un enfoque holístico de la atención. Siempre a la vanguardia, también debemos asegurarnos de que estas innovaciones tecnológicas sean accesibles a todos, para que cada paciente pueda beneficiarse de los avances en este campo.

Capítulo 15

LA INVESTIGACIÓN Y SU IMPACTO SOBRE LA PRÁCTICA DE LA ENFERMERÍA

Avances actuales
en la investigación del Alzheimer

La enfermedad de Alzheimer es compleja y multifactorial, y es objeto de intensas investigaciones en todo el mundo. En los últimos años se han logrado importantes avances en la elucidación de ciertos mecanismos de la enfermedad y la apertura de nuevas vías terapéuticas. He aquí un resumen de los principales avances y tendencias de la investigación actual sobre el Alzheimer.

1. Identificación de biomarcadores:
Los avances en imagen médica y biología molecular han permitido identificar biomarcadores específicos, como las proteínas Tau y beta-amiloide, presentes en cantidades anormales en el cerebro de los pacientes. Estos biomarcadores ofrecen nuevas herramientas para el diagnóstico precoz y el seguimiento de la enfermedad.

2. Terapias génicas:
Algunas mutaciones genéticas específicas se asocian a un mayor riesgo de desarrollar la enfermedad de Alzheimer. La terapia génica pretende corregir o sustituir estos genes defectuosos, ofreciendo un enfoque innovador del tratamiento.

3. Papel de la microbiota intestinal:
Estudios recientes sugieren un vínculo entre la microbiota intestinal y el desarrollo de la enfermedad de Alzheimer. Las interacciones entre ciertos tipos de bacterias intestinales y el cerebro podrían desempeñar un papel en la patogénesis de la enfermedad.

4. Vacunas e inmunoterapias:
Existen iniciativas para desarrollar vacunas dirigidas a las proteínas anormales asociadas al Alzheimer. La

inmunoterapia pretende utilizar el sistema inmunitario del organismo para combatir o prevenir la enfermedad.

5. Neuroplasticidad y neurogénesis:
Las investigaciones han puesto de relieve el potencial del cerebro para regenerarse y crear nuevas conexiones. Estimular esta capacidad podría ser una forma prometedora de ralentizar o invertir los síntomas del Alzheimer.

6. El papel de la inflamación:
Actualmente se reconoce que la inflamación crónica del cerebro es un factor clave en la progresión de la enfermedad. Por ello, se están estudiando fármacos antiinflamatorios como posibles tratamientos.

7. Terapias no farmacológicas:
Además de los fármacos, cada vez se estudia más el impacto de la dieta, el ejercicio físico y las intervenciones psicosociales por su potencial para prevenir o ralentizar la progresión de la enfermedad.

Aunque la enfermedad de Alzheimer sigue siendo un gran reto para la investigación médica, los últimos avances ofrecen un rayo de esperanza. El enfoque multidisciplinar actual, que combina genética, biología, neurociencia e incluso microbiología, sugiere que pronto podría disponerse de soluciones más eficaces para prevenir, diagnosticar y tratar el Alzheimer.

Cómo influye la investigación gestión clínica

La investigación médica en constante evolución desempeña un papel fundamental en la forma de entender, diagnosticar y tratar las enfermedades. En el caso de la enfermedad de Alzheimer, los avances en la investigación han influido directamente en la gestión clínica. He aquí una exploración de la simbiosis entre la investigación y la clínica.

1. Diagnóstico precoz:
Los avances en la investigación de biomarcadores y el diagnóstico médico por imagen han permitido un diagnóstico más precoz y preciso de la enfermedad de Alzheimer. Esto significa que los pacientes pueden beneficiarse del tratamiento y el apoyo con mayor rapidez, frenando potencialmente la progresión de la enfermedad.

2. Tratamientos dirigidos:
La investigación en profundidad de los mecanismos moleculares y genéticos de la enfermedad ha conducido al desarrollo de fármacos y enfoques terapéuticos específicamente dirigidos. Aunque algunos de estos tratamientos aún están en fase de evaluación, prometen una mayor eficacia con menos efectos secundarios.

3. Enfoques personalizados:
La era de la medicina personalizada está sobre nosotros. Comprender la variabilidad genética y los perfiles individuales puede guiar a los médicos hacia tratamientos a medida que optimicen los resultados para cada paciente.

4. Intervenciones no farmacológicas:
La investigación sobre intervenciones no farmacológicas, como la estimulación cognitiva y la musicoterapia, ha demostrado su eficacia. Estos métodos se incorporan ahora de forma rutinaria a los planes de cuidados, ofreciendo un enfoque holístico del tratamiento.

5. Prevención y sensibilización:
Los estudios epidemiológicos y la investigación sobre los factores de riesgo han contribuido a una mejor comprensión de las medidas preventivas. Los médicos

están ahora mejor equipados para aconsejar a los pacientes y a sus familias sobre los cambios en el estilo de vida que pueden reducir el riesgo de desarrollar la enfermedad.

6. Colaboración interdisciplinar:
La complejidad del Alzheimer requiere un enfoque interdisciplinar. La investigación ha puesto de relieve la importancia de la colaboración entre neurólogos, psicólogos, fisioterapeutas, terapeutas ocupacionales y otros especialistas para proporcionar una atención integral.

7. Formación y educación de los profesionales:
Los resultados de la investigación se incorporan a los programas de formación de los profesionales sanitarios, lo que garantiza que la atención al paciente esté a la vanguardia de los conocimientos actuales.

La investigación sobre la enfermedad de Alzheimer es un motor clave en la mejora continua de la atención clínica. Cada nuevo descubrimiento, ya se refiera a la biología fundamental o a las intervenciones terapéuticas, enriquece el abanico de herramientas de que disponen los clínicos para ofrecer la mejor atención posible a los pacientes. A su vez, las observaciones clínicas suelen inspirar nuevas vías de investigación, creando un círculo virtuoso de innovación y progreso.

Implicarse como enfermera en investigación clínica

Las enfermeras desempeñan un papel esencial en el campo de la medicina, no sólo en la atención directa al paciente, sino también como eslabón crucial en el proceso de investigación clínica. Su conocimiento práctico de los cuidados y su proximidad a los pacientes las sitúan en una posición ideal para influir en la investigación y llevarla a cabo. He aquí una exploración de la participación de la enfermera en la investigación clínica.

1. El papel de la enfermera de investigación:
Las enfermeras pueden desempeñar varias funciones en la investigación, como recopiladoras de datos, coordinadoras de estudios clínicos o incluso investigadoras principales, diseñando y llevando a cabo los estudios.

2. Formación y habilidades requeridas:
La participación en la investigación clínica requiere a menudo una formación adicional. Los cursos de metodología de la investigación, bioética y estadística pueden ser especialmente útiles. Algunas enfermeras realizan un máster o un doctorado para ampliar sus conocimientos en investigación.

3. Desarrolle preguntas de investigación relevantes:
Gracias a su experiencia clínica diaria, las enfermeras están bien situadas para identificar lagunas en los conocimientos o en las prácticas actuales. Formular estas preguntas puede ser el primer paso hacia un estudio clínico.

4. Recogida de datos:
Las enfermeras suelen estar en primera línea cuando se trata de recopilar datos, ya sea mediante observaciones clínicas, tomando muestras o entrevistando a los pacientes. Esta proximidad al terreno es esencial para obtener datos fiables y pertinentes.

5. Ética y consentimiento:
Las enfermeras desempeñan un papel fundamental en la obtención del consentimiento informado de los pacientes que participan en un estudio. Se aseguran de que el paciente comprende la investigación, sus riesgos y sus posibles beneficios.

6. Colaboración interdisciplinar:
Participar en la investigación significa a menudo trabajar en estrecha colaboración con médicos, farmacéuticos, estadísticos y otros profesionales sanitarios.

7. Difusión de los resultados:
Las enfermeras que se dedican a la investigación también pueden participar escribiendo artículos, presentando su trabajo en conferencias o participando en talleres de formación para sus colegas.

8. Impacto en la práctica clínica:
En última instancia, el objetivo de la investigación clínica es mejorar la atención al paciente. Al trasladar los resultados de la investigación a la práctica clínica, las enfermeras desempeñan un papel decisivo en la mejora continua de los cuidados.

La participación de las enfermeras en la investigación clínica enriquece el campo de la asistencia sanitaria. Su perspectiva única, combinada con una formación en profundidad, puede conducir a descubrimientos que influyan directamente en la calidad de los cuidados y el bienestar de los pacientes. Todas las enfermeras, principiantes o experimentadas, tienen el potencial de contribuir de forma significativa a la investigación y, en última instancia, a la salud y la calidad de vida de los pacientes a los que atienden.

Capítulo 16

FORMACIÓN CONTINUA Y ESPECIALIZACIÓN

Cursos de formación postbásico para enfermeras

Después de graduarse como enfermera, hay muchas oportunidades de formación postbásica a disposición de las profesionales que deseen especializarse, profundizar en determinadas competencias o desarrollar su carrera. He aquí un resumen de los cursos de formación postbásica para enfermeros.

1. Formación especializada:
Existen varias especialidades a disposición de los enfermeros, lo que les permite adquirir experiencia en un campo específico.

Enfermero anestesista (IADE): Esta formación permite a los enfermeros especializarse en anestesia, reanimación y emergencias médicas.

Enfermera de quirófano (IBODE): Especialización en el ámbito quirúrgico, centrada en la asistencia al cirujano y el cuidado del paciente en el quirófano.

Enfermera de guardería: Centrada en el cuidado de niños, desde recién nacidos hasta adolescentes.

Enfermera de salud laboral: Esta especialidad forma a las enfermeras en la prevención de riesgos laborales y la promoción de la salud en el lugar de trabajo.

2. Máster en enfermería:
Se trata de un curso académico que proporciona a las enfermeras competencias en investigación, gestión de proyectos y liderazgo en el ámbito sanitario.

3. Gestión y liderazgo:
Hay cursos de formación disponibles para quienes deseen progresar a puestos como el de enfermero jefe, director de cuidados o jefe de equipo.

4. Cursos cortos de formación continua:
El objetivo de estos cursos es mejorar competencias específicas, como el tratamiento del dolor, los cuidados paliativos, el tratamiento de heridas y cicatrices, la gerontología, etc.

5. Formación en psicoterapia:
Para los enfermeros que deseen especializarse en salud mental, puede ser relevante la formación en psicoterapia, asesoramiento o técnicas específicas (como la terapia cognitivo-conductual).

6. Diplomas universitarios (DU) y diplomas interuniversitarios (DIU):
Las universidades ofrecen muchos cursos de DU y DIU en diversos campos como oncología, diabetología, salud pública, ética médica, etc.

7. Formación en el extranjero:
Las enfermeras también pueden optar por una formación postbásica en el extranjero para adquirir nuevas competencias o un enfoque diferente de la enfermería.

El mundo de la sanidad cambia constantemente y la formación continua es un elemento clave para mantenerse al día y ofrecer los mejores cuidados posibles. Los cursos de formación posbásica ofrecen a las enfermeras la oportunidad de especializarse, desarrollar su carrera y satisfacer las necesidades cambiantes de la población.

El valor de la certificación en geriatría y demencia

La geriatría, ciencia dedicada a la atención médica de las personas mayores, y la demencia, un trastorno neurocognitivo polifacético, son áreas de crucial importancia en el contexto actual de envejecimiento de la población. Por ello, la certificación en geriatría y demencia tiene un valor considerable, tanto para el profesional sanitario como para la sociedad en su conjunto. He aquí una visión general de este valor.

1. Reconocimiento profesional:
La obtención de una certificación atestigua unos conocimientos específicos. Puede diferenciar a un profesional en un entorno competitivo y abrirle las puertas a oportunidades laborales especializadas.

2. Actualización de competencias:
La demencia y la geriatría son campos en constante evolución. La certificación garantiza que el profesional está al día de las últimas prácticas, tratamientos e investigaciones.

3. Garantía de calidad:
Para los pacientes, sus familias y sus empleadores, la certificación es una garantía de que la enfermera o el médico tienen una formación y unas competencias especializadas, lo que garantiza una mejor calidad de los cuidados.

4. Responder a necesidades específicas:
Las personas mayores y las que padecen demencia tienen necesidades únicas. La formación especializada permite un enfoque holístico, teniendo en cuenta los aspectos médicos, sociales y emocionales.

5. Mejora de los resultados de los pacientes:
Los profesionales certificados suelen ser más eficaces a la hora de prevenir complicaciones comunes en los ancianos y pueden ofrecer estrategias de intervención más adecuadas para las personas con demencia.

6. Desarrollar la colaboración interprofesional:
Los profesionales certificados en geriatría y demencia suelen considerarse recursos dentro de sus establecimientos. Pueden facilitar el trabajo en equipo, impartir formación y contribuir al desarrollo de políticas asistenciales.

7. Desarrollo profesional:
La especialización puede aportar una gran satisfacción profesional. Enfrentados a retos complejos, los cuidadores certificados suelen encontrar un profundo significado en su trabajo, ayudando a una población vulnerable.

8. Posicionamiento para el liderazgo:
Con la certificación, los profesionales sanitarios pueden posicionarse como líderes en su campo, influyendo en las decisiones, la política y la investigación.

En una sociedad en la que la prevalencia de las enfermedades relacionadas con la edad, en particular la demencia, va en aumento, la certificación en geriatría y demencia es más relevante que nunca. No sólo representa un paso adelante para el profesional individual, sino que también refuerza la capacidad global del sistema sanitario para responder a las necesidades de una población que envejece con competencia, compasión y eficacia.

Mantenerse al día de las últimas prácticas y recomendaciones

En el ámbito médico y sanitario, no se puede subestimar la importancia de mantenerse al día de las últimas investigaciones, prácticas y recomendaciones. La medicina evoluciona constantemente, con avances tecnológicos, descubrimientos científicos y nuevos protocolos. He aquí algunas formas y razones para mantenerse al día.

1. Por qué es esencial:

Calidad de la atención: Ofrecer la mejor atención posible significa conocer y aplicar los métodos más modernos y eficaces.

Seguridad del paciente: Mantenerse al día de las últimas recomendaciones puede evitar errores médicos y complicaciones.

Evolución de la profesión: Con la aparición de nuevas enfermedades y afecciones, así como de nuevos tratamientos, la profesión médica cambia constantemente.

Reconocimiento profesional: Los profesionales que están al día en su campo son más respetados por sus compañeros y suelen tener más oportunidades profesionales.

2. Cómo mantenerse al día:

Lectura de revistas científicas: Las revistas médicas revisadas por expertos son fuentes fiables de las últimas investigaciones y recomendaciones.

Conferencias y seminarios: Estos encuentros ofrecen conferencias sobre los últimos avances y brindan la oportunidad de establecer contactos con expertos en la materia.

Formación continua: Muchos organismos y asociaciones profesionales ofrecen formación continua para ayudar a los profesionales a reforzar y actualizar sus conocimientos.

Grupos de debate y foros especializados: Los foros médicos y los grupos de debate en línea pueden ser excelentes plataformas para intercambiar información y experiencias.

Redes profesionales: La interacción regular con colegas y expertos puede aportar nuevas perspectivas y actualizaciones sobre la práctica actual.

Aplicaciones y plataformas digitales: Muchas aplicaciones médicas ofrecen actualizaciones periódicas sobre directrices, medicamentos y protocolos.

Libros y manuales: Aunque la literatura puede quedar obsoleta rápidamente en ciertas especialidades, sigue siendo un recurso valioso para ampliar conocimientos.

3. Superación de obstáculos:

Falta de tiempo: Es crucial reservar un tiempo de forma regular para dedicarlo a la actualización profesional, aunque ello suponga sacrificar otras actividades.

Sobrecarga de información: Dado el volumen de información disponible, es esencial desarrollar una estrategia para filtrar lo más relevante y fiable.

Costes: Asistir a conferencias o adquirir suscripciones puede resultar caro, pero piense en ello como una inversión en su carrera. Muchas asociaciones ofrecen tarifas reducidas o subvenciones para la formación continua.

Mantenerse al día de las últimas prácticas y recomendaciones no es sólo una obligación profesional, sino un deber para con los pacientes. En un mundo en constante cambio, mantenerse al día garantiza que el nivel de atención prestada sea el mejor posible, lo que beneficia tanto al profesional sanitario como a aquellos a los que atiende.

Capítulo 17

FARMACOLOGÍA Y ENFERMEDAD DE ALZHEIMER

Medicamentos recetados habitualmente y su modo de acción

La enfermedad de Alzheimer es un trastorno neurodegenerativo para el que actualmente no existe cura. Sin embargo, se han desarrollado ciertos fármacos para tratar los síntomas cognitivos y conductuales asociados a la enfermedad. Aunque estos fármacos no pueden detener la progresión de la enfermedad, pueden ayudar a mejorar la calidad de vida de los pacientes y ralentizar el deterioro de ciertas funciones cognitivas.

1. Inhibidores de la colinesterasa:

Donepezilo (Aricept): Se utiliza para tratar los síntomas de leves a moderados de la enfermedad de Alzheimer. Actúa aumentando los niveles de un neurotransmisor llamado acetilcolina, que está reducido en las personas con enfermedad de Alzheimer.

Rivastigmina (Exelon): También se utiliza para tratar los síntomas de leves a moderados. Funciona del mismo modo que el donepezilo.

Galantamina (Reminyl): Este fármaco se prescribe para las formas leves a moderadas de la enfermedad. También actúa aumentando los niveles de acetilcolina en el cerebro.

2. Antagonista del receptor NMDA:

Memantina (Ebixa, Namenda): Es un tratamiento para los síntomas de moderados a graves de la enfermedad de Alzheimer. En lugar de dirigirse a la acetilcolina, actúa regulando la actividad del glutamato, otro neurotransmisor. Cuando se produce en exceso, el glutamato puede provocar la muerte de las células cerebrales.

3. Medicación para tratar los síntomas no cognitivos:

Antipsicóticos: Pueden utilizarse para tratar síntomas como la agresividad, la agitación o las alucinaciones. Algunos ejemplos son la risperidona (Risperdal), la olanzapina (Zyprexa) y la quetiapina (Seroquel). Sin embargo, estos fármacos pueden tener importantes efectos secundarios, sobre todo en las personas mayores.

Antidepresivos: Pueden recetarse para tratar los síntomas depresivos asociados a menudo a la enfermedad de Alzheimer. Algunos ejemplos son la sertralina (Zoloft) o el citalopram (Celexa).

Ansiolíticos: Utilizados para tratar la ansiedad, pueden recetarse fármacos como el lorazepam (Ativan) y el diazepam (Valium), aunque deben utilizarse con precaución debido al riesgo de efectos secundarios.

Es crucial tener en cuenta que la respuesta a estos fármacos puede variar de un paciente a otro. Es más, todos estos fármacos pueden tener efectos secundarios, algunos de los cuales pueden ser graves. Por eso es esencial una supervisión médica regular cuando se toman estos fármacos. Las decisiones sobre la medicación deben tomarse consultando a un médico especializado en el tratamiento de la demencia o la enfermedad de Alzheimer.

Gestión de los efectos secundarios

El tratamiento de los pacientes con enfermedad de Alzheimer no se limita al control de los síntomas cognitivos. A menudo, los fármacos prescritos pueden tener efectos secundarios. Para el personal de enfermería, es esencial conocer estos efectos, reconocerlos rápidamente e intervenir en consecuencia, al tiempo que se educa a la familia y al propio paciente.

1. Identificar los efectos secundarios:
Ante todo, es esencial conocer los efectos secundarios habituales asociados a cada fármaco. Éstos pueden ir desde náuseas leves hasta reacciones más graves.

2. Seguimiento regular:

Observación clínica: Vigile los cambios en el comportamiento, el estado de conciencia, la movilidad, la nutrición, la deglución y otras funciones vitales.

Preguntar: Pregunte regularmente a los pacientes cómo se sienten, aunque la comunicación pueda ser limitada.

3. Gestión proactiva:

Náuseas y vómitos: Estos síntomas pueden ser frecuentes, sobre todo con los inhibidores de la colinesterasa. Tomar el medicamento con alimentos puede ayudar. Si el problema persiste, puede ser necesario revisar la dosis o cambiar el medicamento.

Diarrea o estreñimiento: Una dieta equilibrada, rica en fibra y con una hidratación adecuada puede ayudar a prevenir estos síntomas. En caso necesario, se puede considerar el uso de laxantes suaves.

Fatiga o debilidad: Ajustar la hora a la que toma la medicación, como por ejemplo tomarla por la noche, puede ser beneficioso.

4. Gestión de los efectos secundarios neuropsiquiátricos:
Algunos fármacos, en particular los antipsicóticos, pueden provocar síntomas como agitación, insomnio o incluso alucinaciones. En estos casos, es esencial reevaluar la necesidad de la medicación. A veces, puede ser necesario un ajuste de la dosis o un cambio de medicación.

5. Educación familiar:
Es necesario informar a las familias sobre los posibles efectos secundarios, cómo reconocerlos y qué hacer si se notan. La comunicación abierta es esencial.

6. Trabajar con el equipo médico:
Colabore estrechamente con el médico, el farmacéutico y otros miembros del equipo médico. Pueden aconsejarle, ajustar las dosis o recomendarle alternativas.

7. Consideraciones éticas:
Es esencial anteponer siempre los intereses del paciente. Si un fármaco causa más daños que beneficios, es necesario reevaluar su utilidad.

La gestión de los efectos secundarios requiere vigilancia, paciencia y una comunicación eficaz. La enfermera, como pilar central de la atención al paciente, desempeña un papel crucial a la hora de garantizar que los medicamentos mejoren la calidad de vida sin causar más daños.

Nuevas pistas
y tratamientos experimentales

El mundo de la medicina evoluciona constantemente, y la enfermedad de Alzheimer no es una excepción. Investigadores de todo el mundo se esfuerzan por descubrir nuevos tratamientos, y algunos de estos avances experimentales ofrecen un rayo de esperanza para el futuro. Para un profesional sanitario, es esencial mantenerse informado y estar abierto a la integración de nuevos métodos o medicamentos en el plan de cuidados.

1. Terapias génicas:
La idea es utilizar vectores para introducir o modular la expresión de genes específicos que podrían desempeñar

un papel en la progresión de la enfermedad. Aunque todavía están en pañales, los avances en terapia génica podrían abrir nuevas puertas en la lucha contra el Alzheimer.

2. Inmunoterapia:
El objetivo de estos tratamientos es estimular al sistema inmunitario para que se dirija a las proteínas beta-amiloides, consideradas en el origen de las placas características de la enfermedad. Los anticuerpos monoclonales están a la vanguardia de esta investigación.

3. Tratamiento a base de péptidos:
Algunos investigadores están trabajando en péptidos diseñados para inhibir la formación de placas beta-amiloides o para favorecer su descomposición.

4. Estimulación electromagnética:
La idea es utilizar campos electromagnéticos para estimular determinadas partes del cerebro, con la esperanza de mejorar la función cognitiva y ralentizar la progresión de la enfermedad.

5. Enfoque multimodal:
En lugar de centrarse en un único aspecto de la enfermedad, este método combina varias intervenciones para abordar los diferentes mecanismos implicados en la enfermedad de Alzheimer.

6. Modulación del microbioma:
La investigación ha demostrado la existencia de una conexión entre la salud intestinal y el cerebro, lo que ha llevado a los científicos a explorar cómo la alteración del microbioma intestinal podría influir en la enfermedad de Alzheimer.

7. Terapias con células madre:
Utilizando células madre para reemplazar las neuronas dañadas o moribundas, puede ser posible restaurar algunas funciones cognitivas.

8. Medicamentos reutilizados:
Se están estudiando fármacos desarrollados inicialmente para otras afecciones por su potencial para tratar el Alzheimer. Por ejemplo, se están examinando ciertos fármacos antidiabéticos por sus efectos neuroprotectores.

Es crucial comprender que muchos de estos tratamientos se encuentran aún en fase experimental y que pasará algún tiempo antes de que se generalice su uso, si es que alguna vez lo hacen. No obstante, encarnan la innovación y la determinación de la comunidad científica por buscar respuestas a una de las cuestiones más acuciantes de la medicina moderna. Para las enfermeras, estar al día de estos avances no sólo ayuda a mejorar los cuidados, sino que también aporta esperanza y ánimo a los pacientes y sus familias.

Capítulo 18

ESPIRITUALIDAD
Y
CUIDADOS

La importancia de la espiritualidad en pacientes con Alzheimer

La espiritualidad suele ser un aspecto esencial de la vida humana, que influye en nuestra comprensión de nosotros mismos, nuestro lugar en el universo y nuestra relación con los demás. Para las personas que padecen la enfermedad de Alzheimer, la espiritualidad puede desempeñar un papel fundamental en su bienestar general, su calidad de vida y su capacidad para hacer frente a su enfermedad.

1. Anclaje e identidad:
A pesar de las pérdidas cognitivas y los cambios de personalidad que pueden producirse con la enfermedad de Alzheimer, la espiritualidad suele seguir siendo una parte intacta de la identidad de un individuo. Los rituales, las oraciones o las canciones familiares pueden recordar a una persona quién es y de dónde viene, proporcionándole una sensación de continuidad y conexión con su pasado.

2. Comodidad y paz:
La espiritualidad puede ofrecer un inmenso consuelo, sobre todo en momentos de confusión o angustia. Los rituales espirituales, la oración o la meditación pueden aportar una sensación de paz, orden y serenidad ante los retos de la enfermedad.

3. Fortalecimiento de los vínculos comunitarios:
La participación en actividades espirituales o religiosas puede ayudar a los pacientes a mantener vínculos sociales, ya sea dentro de una congregación, un grupo de oración u otros grupos comunitarios. Estas conexiones pueden reducir los sentimientos de aislamiento y reforzar el sentimiento de pertenencia.

4. Expresión emocional:

La espiritualidad ofrece a menudo un espacio en el que las emociones, incluso las que son difíciles de expresar, pueden ser reconocidas y validadas. Sentimientos como la pena, la frustración, la ira o la esperanza pueden canalizarse a través de la oración, la meditación u otras prácticas espirituales.

5. Perspectiva de la enfermedad:

Ciertas tradiciones espirituales o religiosas pueden ofrecer una perspectiva sobre el sufrimiento, la enfermedad o el declive, ayudando a las personas y a sus familias a encontrar un sentido o un propósito a su experiencia.

6. Apoyo a los cuidadores:

La espiritualidad apoya no sólo al paciente, sino también a sus familiares y cuidadores. Puede ofrecer recursos para gestionar el estrés, la tristeza y el agotamiento, y puede ser una parte crucial del proceso de duelo.

7. Preparación para el final de la vida:

La espiritualidad puede ayudar a abordar cuestiones relacionadas con la muerte, el más allá y otras preocupaciones existenciales. Puede guiar a las personas y a sus familias a través de las etapas del final de la vida, proporcionando un marco para comprender y aceptar la muerte.

Para las enfermeras que trabajan con enfermos de Alzheimer, es esencial reconocer y respetar la espiritualidad de cada individuo. Esto significa escuchar activamente, hacer preguntas sobre las necesidades y preferencias espirituales e incorporarlas al plan de cuidados. Dar espacio a la espiritualidad puede enriquecer la experiencia del paciente y favorecer una calidad de vida más profunda, incluso en medio de los retos de la enfermedad de Alzheimer.

Integrar la atención espiritual en la práctica

Integrar la dimensión espiritual en los cuidados de enfermería, en particular para los enfermos de Alzheimer, significa abarcar la totalidad de la experiencia humana. La espiritualidad, ya esté vinculada a una tradición religiosa o adopte una forma más universal, llega al corazón de lo que significa ser humano. Para muchos, es la fuente de la fuerza, el consuelo y el sentido, sobre todo ante retos como la enfermedad.

1. Evaluación espiritual:
Uno de los primeros pasos para integrar la atención espiritual es realizar una evaluación espiritual. Esto puede implicar hacer preguntas sobre las creencias, prácticas, rituales y necesidades espirituales del paciente. Una evaluación de este tipo permite adaptar los cuidados a las necesidades espirituales del paciente.

2. Crear un espacio sagrado:
Incluso en un entorno médico, crear un pequeño espacio dedicado a la oración, la meditación u otras prácticas espirituales puede ser beneficioso. Puede ser tan sencillo como un rincón de una habitación con algunos objetos espirituales, como una imagen sagrada, un rosario o una vela.

3. Fomentar la práctica espiritual:
Si el paciente tiene una práctica regular, como la oración o la meditación, es importante apoyarle y permitirle acceder a ella. Esto puede implicar establecer un horario de oración o facilitar el acceso a recursos como textos sagrados.

4. Trabajar con capellanes o guías espirituales:
Una colaboración con el servicio de capellanía del hospital o con guías espirituales externos puede ayudar a satisfacer

las complejas necesidades espirituales de los pacientes. Estos profesionales pueden ofrecer apoyo, rituales y ceremonias adaptados a la situación del paciente.

5. Escucha activa y empática:
Escuchar es una de las herramientas más poderosas de la atención espiritual. Los pacientes a menudo necesitan hablar de sus miedos, esperanzas y creencias. La escucha empática y sin prejuicios puede ofrecer un gran consuelo.

6. Formación continua:
Es esencial que las enfermeras se informen regularmente sobre las diferentes tradiciones espirituales y religiosas, para poder acercarse a los pacientes con respeto y comprensión.

7. Autocuidado e introspección:
Las propias enfermeras pueden beneficiarse de integrar la espiritualidad en sus propias vidas. Conectar con la propia espiritualidad puede ayudar a controlar el estrés, evitar el agotamiento y proporcionar unos cuidados más empáticos.

Atender las necesidades espirituales es una faceta esencial de la atención holística. Para los pacientes de Alzheimer, cuya identidad y memoria pueden estar en declive, los rituales y las creencias espirituales pueden proporcionar un ancla, un sentido de continuidad y conexión. Como enfermeras, nuestro papel es reconocer, honrar y apoyar esta dimensión de la experiencia humana, enriqueciendo nuestra práctica y las vidas de nuestros pacientes.

Respeto de las creencias y costumbres

Los pacientes con la enfermedad de Alzheimer, aunque se enfrentan a retos cognitivos, conservan una profunda identidad arraigada en sus experiencias vitales, valores y creencias. Las enfermeras tienen la responsabilidad no sólo de proporcionar cuidados médicos, sino también de reconocer y respetar las creencias y costumbres que forman el tejido de la vida de un paciente. He aquí cómo esa sensibilidad enriquece los cuidados clínicos.

1. Importancia de las creencias y costumbres:
La espiritualidad y las costumbres culturales proporcionan significado, estructura y continuidad a muchas personas. Estos elementos desempeñan a menudo un papel clave en su comprensión de la salud, la enfermedad y la curación. Reconocer su importancia es esencial para una atención integral y respetuosa.

2. Evaluación inicial de las creencias y costumbres:
En cuanto se admite a los pacientes, es crucial recabar información sobre sus creencias y prácticas religiosas o culturales. Esto garantiza que los cuidados se ajusten a estos aspectos esenciales de su identidad.

3. Inclusión en el plan de cuidados:
Una vez identificadas las creencias y costumbres, hay que incorporarlas al plan de cuidados. Esto puede implicar establecer una dieta especial, tener en cuenta los días sagrados o habilitar un espacio para la oración.

4. Trabajar con las familias:
Las familias desempeñan un papel fundamental en el mantenimiento y la transmisión de creencias y costumbres. Al establecer un diálogo abierto con ellas, las enfermeras pueden comprender mejor y responder a las necesidades específicas del paciente.

5. Flexibilidad y adaptación:
Es esencial abordar la atención con una actitud flexible, dispuesta a adaptarse a las necesidades culturales y espirituales del paciente. Esto podría significar cambiar los

horarios de medicación durante el Ramadán o permitir rituales curativos tradicionales junto con el tratamiento médico.

6. Educación y formación:
Es crucial que las enfermeras reciban una formación continua sobre el respeto a las diferentes creencias y costumbres. Comprender y respetar la diversidad cultural y religiosa fomenta la confianza y mejora la calidad de los cuidados.

7. Reflexión personal:
Las enfermeras también deben ser conscientes de sus propias creencias y prejuicios. La introspección regular y el compromiso con el desarrollo profesional pueden ayudar a proporcionar unos cuidados sin prejuicios.

El respeto de las creencias y costumbres no es sólo un añadido a los cuidados de enfermería, es una dimensión fundamental. Los pacientes, en toda su diversidad, merecen unos cuidados que reconozcan y honren su individualidad. Al centrarse en el respeto y la comprensión, las enfermeras pueden reforzar el vínculo de confianza con sus pacientes y familiares, proporcionando unos cuidados verdaderamente holísticos y centrados en la persona.

Capítulo 19

DIVERSIDAD CULTURAL EN UNA UNIDAD DE ALZHEIMER

Comprender la influencia cultural sobre la percepción de la enfermedad

La cultura moldea profundamente la forma en que percibimos el mundo que nos rodea, incluida nuestra comprensión y experiencia de la salud y la enfermedad. Para una enfermera que trabaje en una unidad de Alzheimer, comprender estos matices culturales es esencial para proporcionar unos cuidados individualizados y empáticos.

1. Creencias culturales y enfermedad de Alzheimer:
Cada cultura tiene sus propias creencias sobre el origen y la causa de la enfermedad. En algunas culturas, la demencia puede verse como una consecuencia natural del envejecimiento, mientras que en otras puede interpretarse como una maldición o el resultado de acciones pasadas. Estas creencias influyen profundamente en la forma en que las personas y sus familias perciben y reaccionan ante un diagnóstico.

2. El papel de los cuidadores en las diferentes culturas:
En algunas tradiciones, se espera que la familia asuma gran parte de las responsabilidades de los cuidados. Esta expectativa puede contrastar con otras culturas en las que el recurso a cuidados externos es la norma. Comprender esta dinámica ayuda a la enfermera a desenvolverse en las interacciones con las familias y a apoyar sus decisiones.

3. Comunicación y estigmatización:
La enfermedad de Alzheimer y otras formas de demencia pueden estar estigmatizadas en algunas culturas, lo que lleva a las familias a evitar hablar de ello o a ocultar el diagnóstico. Este estigma puede influir en la rapidez con la que se buscan cuidados y en la integración del paciente en la comunidad.

4. Rituales, rutinas y costumbres:
Los rituales diarios, las rutinas de oración y otras costumbres culturales pueden influir profundamente en el bienestar de los pacientes. Respetar e integrar estas prácticas en el plan de cuidados puede ayudar a tranquilizar y guiar a los pacientes, preservando al mismo tiempo su sentido de la identidad.

5. Enfoques alternativos y complementarios:
Algunas culturas pueden favorecer los remedios tradicionales o los enfoques holísticos para tratar los síntomas de la enfermedad. Aunque estos métodos no sustituyen al tratamiento médico, pueden ofrecer comodidad y familiaridad a los pacientes.

6. Importancia de la formación cultural:
Es necesario formar a los cuidadores en competencia cultural, un enfoque que valore la diversidad, fomente la reflexión personal y promueva el aprendizaje continuo sobre las diferentes perspectivas culturales.

La cultura, en toda su riqueza y complejidad, desempeña un papel fundamental en nuestra forma de entender y abordar la enfermedad de Alzheimer. Al acercarse a cada paciente y a su familia con una mentalidad abierta, haciendo preguntas y buscando comprender, las enfermeras pueden trascender las barreras culturales y proporcionar unos cuidados verdaderamente personalizados y afectuosos.

Adaptar los cuidados según el trasfondo cultural

Tratar la enfermedad de Alzheimer implica no sólo conocimientos médicos, sino también la sensibilidad con la que un profesional sanitario se acerca al paciente e interactúa con él. Esto adquiere aún más relevancia si tenemos en cuenta el rico tejido de diversidad cultural que conforma nuestra sociedad. Adaptar los cuidados al trasfondo cultural es un enfoque que reconoce y respeta esta diversidad, garantizando que cada paciente sea tratado con dignidad y comprensión.

1. Escuchar para comprender:
En lugar de aplicar un enfoque único para todos, es crucial escuchar activamente a los pacientes y sus familias para comprender sus valores, creencias y expectativas. Esta escucha activa sirve de guía para personalizar el plan de cuidados.

2. Reconocimiento de costumbres y rituales:
Ya se trate de un ritual diario, una rutina de oración o comidas tradicionales, estas costumbres pueden tener un profundo significado para el paciente. Incorporar estos rituales a los cuidados diarios puede proporcionar una sensación de normalidad y confort.

3. Trabajar con la familia:
La familia suele desempeñar un papel central en la atención al paciente, sobre todo en las culturas en las que se valora mucho el cuidado de los ancianos. Trabajar en estrecha colaboración con la familia, respetando sus deseos y preferencias, puede mejorar la calidad de los cuidados.

4. Respeto de las creencias médicas tradicionales:
Algunas culturas pueden favorecer los remedios tradicionales o los enfoques alternativos. Aunque estos métodos deben ser evaluados en términos de seguridad y eficacia, mostrar respeto y apertura hacia estas prácticas genera confianza entre el cuidador y el paciente.

5. Barreras lingüísticas:
El idioma puede ser una barrera importante para la atención sanitaria. Utilizar intérpretes o herramientas tecnológicas para facilitar la comunicación puede mejorar considerablemente la calidad de la atención y evitar malentendidos.

6. Formación en competencia cultural:
Es imprescindible que las enfermeras reciban una formación continua en competencia cultural, que les ayude a comprender los matices específicos de cada cultura y a adaptar sus cuidados en consecuencia.

7. Sensibilidad a los tabúes culturales:
Algunas culturas pueden tener tabúes específicos relacionados con el contacto físico, el pudor u otros aspectos de los cuidados. Ser consciente y respetuoso con estas sensibilidades puede evitar ofender al paciente o a su familia.

Adaptar los cuidados a los contextos culturales no es simplemente una cuestión de cortesía o conveniencia. Es un enfoque profundamente arraigado en el respeto a la dignidad humana, que reconoce que cada individuo es portador de una historia, una cultura y una identidad que merecen ser honradas. Al hacer hincapié en la individualidad y la personalización, los cuidadores pueden ofrecer una atención verdaderamente holística, en la que el paciente está siempre en el centro del proceso asistencial.

Comunicarse eficazmente más allá de las barreras lingüísticas

En el panorama médico actual, los profesionales sanitarios se enfrentan con frecuencia a retos de comunicación que se ven exacerbados por las barreras lingüísticas. La enfermedad de Alzheimer, con su dominio de la memoria y la cognición, amplifica aún más estos retos. Para las enfermeras que trabajan en unidades de Alzheimer, sortear con destreza estas barreras lingüísticas es esencial para garantizar unos cuidados eficaces y empáticos.

1. La importancia de la comunicación no verbal:
Cuando las palabras fallan o no se entienden, el lenguaje corporal toma el relevo. Una sonrisa tranquilizadora, una caricia suave o un simple gesto de escucha pueden transmitir un mensaje de comprensión y apoyo. Estos matices no verbales pueden servir a menudo de puente entre la enfermera y el paciente cuando el lenguaje es una barrera.

2. Utilización de intérpretes profesionales:
Los servicios de interpretación, ya sea en persona, por teléfono o a través de aplicaciones, pueden ser de un valor incalculable. Un intérprete profesional no es sólo un traductor de palabras, sino también un traductor del contexto cultural, lo que garantiza que se conserven los matices y las sutilezas.

3. Herramientas tecnológicas:
Hoy en día existe una amplia gama de aplicaciones y herramientas que pueden facilitar la traducción en tiempo real. Aunque estas herramientas no sustituyen por completo a un intérprete humano, pueden ser de gran ayuda durante interacciones rápidas o cuando no hay intérpretes disponibles.

4. Pictogramas e imágenes:
Pueden utilizarse imágenes o pictogramas para ilustrar acciones, necesidades o sentimientos. Estas herramientas visuales pueden salvar la brecha lingüística, sobre todo en situaciones en las que es crucial comprender las necesidades inmediatas del paciente.

5. Formación y sensibilización:
Para las enfermeras, la formación en técnicas de comunicación intercultural y estrategias para superar las barreras lingüísticas es vital. Esta formación les prepara para ser más competentes y tener más confianza en sus interacciones con pacientes de distintos orígenes lingüísticos.

6. Fomentar el aprendizaje de idiomas:
Fomentar un entorno en el que se anime a las enfermeras a aprender frases clave en varios idiomas puede reforzar la comunicación. Incluso un simple saludo o unas palabras de agradecimiento en la lengua materna del paciente pueden crear un sentimiento de pertenencia y respeto.

7. Documentación adecuada:
La información escrita, ya sean instrucciones médicas, hojas informativas o directivas, debe estar disponible en varios idiomas para satisfacer las necesidades de un abanico diverso de pacientes.

Las barreras lingüísticas, aunque desafiantes, no tienen por qué ser obstáculos insalvables en la atención médica. Con los recursos adecuados, la formación apropiada y una dosis de creatividad y empatía, las enfermeras pueden garantizar una comunicación eficaz, aumentando la confianza y el bienestar de los pacientes. En última instancia, el deseo de conectar y comprender trasciende las palabras y se basa en la humanidad compartida entre el cuidador y el paciente.

Capítulo 20

TERAPIAS ALTERNATIVAS Y COMPLEMENTARIAS

Aromaterapia, acupresión
y otros métodos no tradicionales

A lo largo de los tiempos, la humanidad ha buscado constantemente formas de curar, aliviar y reconfortar. Más allá de los límites de la medicina convencional, han surgido muchas terapias alternativas que se han integrado en la práctica clínica para ofrecer un enfoque holístico de los cuidados. En el contexto de la enfermedad de Alzheimer, la aromaterapia, la acupresión y otras técnicas no tradicionales se perfilan como vías prometedoras para mejorar la calidad de vida de los pacientes.

1. Aromaterapia: la influencia de las fragancias en la mente
La aromaterapia utiliza aceites esenciales extraídos de plantas para estimular el bienestar. En los enfermos de Alzheimer, se ha demostrado que ciertos aceites, como la lavanda o el romero, tienen efectos calmantes o estimulantes de la memoria. Difundidos o masajeados, estos aceites pueden ayudar a reducir la ansiedad, mejorar el sueño e incluso estimular ciertos recuerdos.

2. Acupresión: presión bien colocada
Derivada de la acupuntura, la acupresión es una técnica que utiliza la presión de los dedos en puntos específicos del cuerpo para equilibrar las energías. Puede ayudar a reducir la inquietud, mejorar el sueño y reducir el dolor. La principal ventaja es que no requiere el uso de agujas, lo que la hace más aceptable para algunos pacientes.

3. Reflexología
La reflexología, que suele centrarse en los pies, postula que distintos puntos corresponden a otras partes o funciones de nuestro cuerpo. Una presión suave y dirigida sobre estos puntos puede ofrecer relajación y alivio de ciertas dolencias, ayudando a calmar a los agitados enfermos de Alzheimer.

4. Terapia de sonido

Ya sea utilizando cuencos tibetanos, diapasones u otros instrumentos, la terapia de sonido pretende armonizar el cuerpo y la mente. Para los enfermos de Alzheimer, estos sonidos pueden desencadenar recuerdos, reducir la ansiedad o simplemente ofrecer un momento de evasión.

5. Cromoterapia

Esta terapia utiliza los colores para influir en el estado de ánimo y las emociones. Ciertos colores, como el azul o el verde, pueden tener un efecto calmante, mientras que otros, como el amarillo o el rojo, pueden estimular y dar energía.

Aunque estas técnicas no pretenden curar la enfermedad de Alzheimer, pueden ofrecer momentos de respiro, relajación y mejora de la calidad de vida. Es esencial que los cuidadores reciban formación sobre estas prácticas, las comprendan y las integren con criterio en el itinerario asistencial, respetando siempre las preferencias y la seguridad del paciente. Combinados con los tratamientos convencionales, estos métodos no tradicionales allanan el camino hacia unos cuidados holísticos, ricos y diversificados.

Evaluación de la eficacia y limitaciones

Cada paciente de Alzheimer es único, y los síntomas, el historial y la respuesta al tratamiento varían enormemente. Aunque técnicas no tradicionales como la aromaterapia o la acupresión muestran beneficios en algunos casos, es imprescindible evaluarlas rigurosamente para comprender mejor su potencial y sus limitaciones.

1. Evaluación sistemática

No se puede subestimar la importancia de la documentación. Antes de introducir una terapia alternativa, es crucial establecer una línea de base de los síntomas, comportamientos y bienestar general del paciente. Después, cualquier cambio, positivo o negativo, debe registrarse de forma regular y concienzuda para proporcionar una visión clara de la eficacia de la técnica.

2. Ensayos y estudios clínicos

La evaluación no debe limitarse a la observación anecdótica. La introducción de técnicas no convencionales en la práctica clínica debe basarse en estudios sólidos, ensayos clínicos o metaanálisis que atestigüen su eficacia.

3. Los beneficios observados

Muchos pacientes y sus familias informan de una notable mejora de la calidad de vida con algunas de estas técnicas. Ya se trate de una reducción de la ansiedad, una mejora del sueño o un aumento de los momentos de lucidez, estos preciosos momentos pueden contribuir en gran medida al bienestar general.

4. Límites y precauciones

Es igualmente importante reconocer que no todos estos métodos funcionarán para todos los pacientes. Además, algunos pueden interferir con tratamientos farmacológicos o estar contraindicados debido a afecciones específicas. Por ejemplo, algunos aceites esenciales pueden ser demasiado fuertes para los pacientes con piel sensible, y la acupresión puede no ser recomendable para aquellos con problemas circulatorios.

5. La importancia de una formación adecuada

Uno de los mayores riesgos de incorporar técnicas no tradicionales es su aplicación incorrecta. Los cuidadores deben recibir una formación adecuada y comprender tanto la teoría como la práctica para aplicar estas terapias con seguridad.

A medida que la medicina tradicional sigue evolucionando en su comprensión y manejo de la enfermedad de Alzheimer, la apertura a modalidades complementarias ofrece un abanico más amplio de herramientas para mejorar la calidad de vida de los pacientes. Sin embargo, como ocurre con cualquier intervención, es esencial una evaluación rigurosa de su eficacia y limitaciones para garantizar una atención segura, respetuosa y realmente beneficiosa.

Integración en el plan de cuidados

El tratamiento de la enfermedad de Alzheimer requiere un enfoque holístico, que abarque tanto las intervenciones médicas tradicionales como, en su caso, las modalidades complementarias. Integrar estas diferentes estrategias en un plan de cuidados estructurado es crucial para garantizar un enfoque coherente, individualizado y centrado en el paciente.

1. Evaluación inicial del paciente
Antes de elaborar un plan de cuidados, es esencial realizar una evaluación completa del paciente. Esta evaluación debe abarcar no sólo el estadio de la enfermedad y los síntomas, sino también las preferencias del paciente, su historial médico, sus antecedentes culturales y espirituales y las necesidades y deseos de la familia.

2. Establecer los objetivos del plan de cuidados
Los objetivos deben ser claros, mensurables y adaptados a cada paciente. Por ejemplo, si un paciente tiene una ansiedad importante, un objetivo podría ser reducir estos episodios mediante sesiones de aromaterapia o relajación.

3. Selección de las intervenciones adecuadas

Una vez fijados los objetivos, el siguiente paso es determinar qué intervenciones serán más beneficiosas. Si un paciente ha mostrado interés por la música en el pasado, la musicoterapia podría integrarse como medio de estimulación cognitiva.

4. Coordinación con el equipo asistencial

Todos los miembros del equipo asistencial, desde los médicos hasta los auxiliares de cuidados, deben estar informados del plan de cuidados y comprender su papel en la aplicación del mismo. Esta coordinación garantiza que el paciente reciba una atención coherente, independientemente de quién intervenga.

5. Evaluación y ajustes continuos

Un plan de cuidados nunca es estático. Debe revisarse periódicamente y ajustarse en función de la evolución de la enfermedad, las respuestas a las intervenciones y cualquier cambio en las preferencias o necesidades del paciente.

6. Participación de la familia

La familia desempeña un papel crucial en la gestión de la enfermedad de Alzheimer. Su implicación puede variar, desde la simple información hasta la participación activa en determinadas intervenciones, como las sesiones de arteterapia o los paseos diarios.

Integrar diferentes modalidades de tratamiento en un plan de cuidados para un paciente con enfermedad de Alzheimer puede parecer complejo. Sin embargo, con una evaluación cuidadosa, una planificación detallada y una comunicación eficaz dentro del equipo asistencial, es posible crear un entorno rico en intervenciones adaptadas y beneficiosas para el paciente. Sólo con este enfoque integrado podrán satisfacerse realmente las complejas necesidades de estos pacientes y sus familias.

Capítulo 21

LA SEXUALIDAD EN LOS ENFERMOS DE ALZHEIMER

Las necesidades y los retos de la sexualidad

La sexualidad, aunque a menudo se deja de lado en los debates sobre el cuidado de los pacientes con la enfermedad de Alzheimer, sigue siendo un componente esencial de la identidad y el bienestar humanos. Las necesidades y los retos asociados a la sexualidad en el contexto de la enfermedad de Alzheimer son complejos y requieren un enfoque sensible, respetuoso y comprensivo.

1. Reconocer la validez de las necesidades sexuales
Incluso a medida que la enfermedad progresa, muchos pacientes conservan necesidades y deseos sexuales. Es esencial que el personal sanitario reconozca que estos sentimientos son naturales y válidos, asegurándose al mismo tiempo de que el paciente pueda dar su consentimiento informado.

2. Dificultades de comunicación
Uno de los principales retos es el declive gradual de la capacidad del paciente para comunicar sus deseos, limitaciones y necesidades. Esto requiere un cuidado especial por parte de los cuidadores para interpretar los comportamientos no verbales y garantizar el bienestar del paciente.

3. Comportamiento sexual inapropiado
Algunos pacientes pueden desarrollar un comportamiento sexual inapropiado como resultado de un deterioro del juicio y de las inhibiciones. En estos casos, es crucial abordar la situación con compasión, intentando comprender la causa subyacente del comportamiento y poniendo en marcha estrategias para gestionarlo.

4. El papel de la familia y los amigos
Los cónyuges y parejas de los pacientes pueden experimentar sentimientos contradictorios, oscilando entre el deseo de mantener la intimidad con su ser querido y el dolor por la pérdida gradual de la persona que conocían. El apoyo psicológico es esencial para ayudarles a navegar por esta delicada zona.

5. Cuestiones de consentimiento
El deterioro cognitivo asociado a la enfermedad de Alzheimer plantea importantes preocupaciones sobre el consentimiento en el contexto de las relaciones sexuales. La formación del personal y unas directrices claras sobre la evaluación de la capacidad de consentimiento son esenciales.

6. Enfoques terapéuticos
Para algunos pacientes, pueden ser beneficiosas terapias específicas, como la terapia de pareja o la terapia sexual. Estas intervenciones pueden ayudar a tratar los problemas sexuales que surgen en el contexto de la enfermedad.

La sexualidad en el contexto de la enfermedad de Alzheimer presenta muchos retos, pero está intrínsecamente ligada a la dignidad, la identidad y el bienestar del paciente. Una atención adecuada, respetuosa y bien informada puede permitir a los pacientes y a sus parejas experimentar su sexualidad de forma segura y satisfactoria.

Gestione comportamiento sexual inapropiado

La aparición de conductas sexuales inapropiadas en los enfermos de Alzheimer puede ser una fuente importante de preocupación para los cuidadores, las familias y otros pacientes. Esta cuestión, aunque delicada, es un aspecto de los cuidados que los cuidadores deben abordar con sensibilidad, profesionalidad y empatía.

1. Comprender los orígenes del comportamiento
Un comportamiento sexual inadecuado puede ser el resultado de diversos factores, entre ellos :
   Pérdida de inhibiciones debido al deterioro de los lóbulos frontales.
   Mala interpretación de las señales sociales o confusión entre las personas.
   Necesidades insatisfechas, como la necesidad de contacto físico o afecto.

2. Prevención y un entorno seguro
   Asegúrese de que las zonas comunes están vigiladas y de que los pacientes disponen de un espacio privado para sus necesidades personales.
   Fomente actividades estructuradas que reduzcan el aburrimiento y la frustración, que pueden conducir a comportamientos inadecuados.
   Proporcionar formación específica al personal para anticipar y gestionar estos comportamientos.

3. Intervenciones no conflictivas
Cuando se produce un comportamiento inadecuado :
   Desvíe la atención del paciente hacia otra actividad.
   Responda con calma y amabilidad, y evite expresar enfado o frustración.
   Explique los límites adecuados de forma sencilla y clara.

4. Comunicación con las familias
Es esencial implicar a la familia en el proceso de gestión. Infórmeles de la aparición de este tipo de comportamientos y tranquilícelos sobre las medidas

adoptadas para tratarlos. Esta transparencia genera confianza entre el equipo sanitario y la familia del paciente.

5. Reevaluación médica

Consulte a su médico de cabecera para determinar si existe alguna causa médica subyacente, como una infección del tracto urinario, que pueda estar contribuyendo a este comportamiento.

Revise los medicamentos actuales para asegurarse de que no están agravando el problema.

6. Apoyo y formación del personal

El personal debe estar formado para reconocer y responder a un comportamiento sexual inapropiado. Las sesiones informativas y los grupos de apoyo pueden ayudar al personal a lidiar con el estrés y las emociones asociadas a estas situaciones.

Aunque suponga un reto, el comportamiento sexual inapropiado puede gestionarse con éxito mediante una combinación de enfoques preventivos, intervenciones adaptadas y una comunicación abierta. El respeto por la dignidad del paciente, al tiempo que se garantiza la seguridad de todos, debe estar siempre en el centro de nuestras preocupaciones.

Educación y sensibilización el equipo asistencial

En el entorno complejo y exigente de una unidad de Alzheimer, la formación continua y la sensibilización del equipo asistencial son esenciales. Más que la mera transmisión de conocimientos técnicos, esto implica desarrollar una comprensión más profunda de los retos específicos de la enfermedad, reforzar la empatía y perfeccionar las técnicas de intervención.

1. Comprender la enfermedad de Alzheimer

   Base biológica: Comprender los mecanismos neurológicos subyacentes, las zonas del cerebro afectadas y los síntomas asociados.

   Impacto psicosocial: Reconocer cómo afecta la enfermedad a las relaciones, la autoestima y el bienestar del paciente.

2. Técnicas de enfoque centrado en la persona

   Énfasis en la dignidad, las preferencias y las necesidades individuales del paciente.

   Recuerde que, detrás de la enfermedad, hay una persona con una historia, unos gustos y una identidad propios.

3. Comunicación eficaz con los pacientes

   Aprenda a utilizar un lenguaje sencillo, claro y repetitivo.

   Conozca las técnicas para atraer, tranquilizar y calmar las situaciones tensas.

4. Identificar y gestionar los comportamientos difíciles

   Comprender los desencadenantes comunes y las señales de advertencia.

   Técnicas de intervención no farmacológicas para controlar la agitación, la agresividad y la depresión, entre otras.

5. Colaboración interdisciplinar

   Valorar el papel de cada miembro del equipo, desde los médicos hasta los auxiliares asistenciales.

   Técnicas de comunicación interprofesional para una atención coherente y coordinada.

6. Importancia de la salud emocional del equipo

   Reconocer los signos del agotamiento y los métodos de prevención.

   Promover la buena voluntad y el apoyo mutuo.

7. Formación continua

   Manténgase al día de los avances en investigación, tratamientos y mejores prácticas.

   Fomentar la participación en talleres, conferencias y cursos de formación especializada.

8. Interacción con las familias

Técnicas para comunicarse eficazmente con los familiares, gestionar sus expectativas e implicarlos en los cuidados.

La educación y la sensibilización no son meras formalidades: son la base de una atención de alta calidad, respetuosa y eficaz. Al invertir en la formación continua y la concienciación, los centros pueden garantizar que cada paciente reciba la atención adecuada, al tiempo que el equipo asistencial recibe apoyo y es valorado en su papel esencial.

Capítulo 22

ACTIVIDADES TERAPÉUTICAS Y RECREATIVAS

La importancia del compromiso social y estimulación

La participación social y la estimulación son dos elementos esenciales en el cuidado de los pacientes que padecen la enfermedad de Alzheimer. Aunque a menudo puede parecer que esta enfermedad aísla a las personas de su entorno, estos dos enfoques pretenden romper esta soledad y mantener la calidad de vida del paciente en la medida de lo posible. Echemos un vistazo más de cerca a su importancia y beneficios.

La naturaleza social del ser humano
El hombre es, por naturaleza, un ser social. Nuestras experiencias, recuerdos y relaciones son las piedras angulares de nuestra identidad. Para los enfermos de Alzheimer, estos vínculos pueden desvanecerse, pero la necesidad fundamental de conexión permanece. El compromiso social ofrece la oportunidad de reavivar estos vínculos, estimular los recuerdos y reforzar el sentimiento de pertenencia.

Los beneficios de la estimulación cognitiva
La estimulación, ya sea cognitiva, sensorial o física, es como gimnasia para el cerebro.
Tiene el efecto de :

Ralentizar la progresión de los síntomas: Aunque no existe cura para la enfermedad, la estimulación regular puede ayudar a preservar ciertas funciones cognitivas durante más tiempo.

Aumentar la autoestima: Participar en actividades estimulantes y completar con éxito ciertas tareas, por sencillas que sean, puede proporcionar una sensación de logro.

Las actividades sociales como vehículo de bienestar
Actividades como los grupos de debate, el canto, los juegos de mesa o las salidas en grupo pueden tener muchos beneficios:

Reducción de la sensación de aislamiento: Sentirse parte de una comunidad o grupo puede reducir la sensación de soledad y aislamiento.

Estimulación emocional: Las emociones positivas generadas por la interacción social pueden tener un impacto positivo en el bienestar general.

El inestimable valor de la rutina
Las rutinas familiares, combinadas con una estimulación regular, pueden proporcionar una sensación de normalidad y previsibilidad a los pacientes, que a menudo pueden sentirse desorientados y ansiosos.

El compromiso social y la estimulación no son meras distracciones; son esenciales para la calidad de vida de los enfermos de Alzheimer. En un mundo que a veces puede parecer borroso y desorientador, estos momentos de conexión y activación pueden proporcionar una sensación de propósito, alegría y pertenencia. Recuerdan a estos pacientes, y a quienes les rodean, que detrás de la enfermedad sigue habiendo una persona con necesidades, deseos y capacidad para sentir y comprometerse.

Ejemplos de actividades adaptadas en diferentes fases de la enfermedad

Adaptar las actividades a medida que avanza la enfermedad de Alzheimer es crucial para garantizar el bienestar, la comodidad y la participación de los pacientes. La elección de las actividades debe tener en cuenta la etapa de la enfermedad, las preferencias individuales y las

181

capacidades restantes del paciente. Veamos algunos ejemplos de actividades para cada etapa.

1. Etapa inicial:
En esta fase, las personas con enfermedad de Alzheimer suelen seguir siendo independientes en muchas actividades de la vida diaria. Las actividades tienen como objetivo principal estimular sus mentes y mantener sus habilidades actuales.

- **Lectura**: Fomente la lectura de periódicos, revistas y novelas.
- **Juegos de mesa**: ajedrez, scrabble, juegos de cartas.
- **Actividades artesanales**: pintar, tejer, jardinería.
- **Escuchar música y bailar**: Elegir canciones que les gusten.
- **Actividades intelectuales**: crucigramas, sudokus, rompecabezas.

2. Etapa moderada:
En esta fase, la enfermedad progresa y aparecen déficits cognitivos más marcados. Las actividades se simplifican, pero siguen ofreciendo una sensación de plenitud.

- **Cocina sencilla**: hornear galletas, decorar pasteles.
- **Mirar fotos**: hojear álbumes de fotos, recordar.
- **Cantar**: Cante canciones tradicionales o canciones infantiles.
- **Ejercicio físico adaptado**: caminar, tai chi, yoga suave.
- **Actividades sensoriales**: jardinería ligera, manipulación de objetos con textura.

3. Etapa avanzada:
En esta etapa, la comunicación verbal suele ser limitada y las necesidades sensoriales pasan a ser primordiales. Las actividades están dirigidas principalmente a proporcionar confort, calmar y crear una sensación de seguridad.

Terapia táctil: Masajes suaves con lociones perfumadas.

Musicoterapia: Escuchar melodías relajantes o familiares.

Arteterapia: pintura con los dedos, modelado con plastilina.

Terapia acuática: relajantes baños calientes o sencillos juegos acuáticos.

Estimulación lumínica: Observe las luces suaves o los proyectores de estrellas.

Cada persona con Alzheimer es única y sus preferencias y capacidades variarán. Es importante observar y escuchar atentamente las reacciones del paciente, ajustar las actividades en consecuencia y abordar siempre cada actividad con paciencia, empatía y respeto. La clave está en encontrar formas de mantener una conexión, estimular el cerebro y el cuerpo y ofrecer momentos de alegría, paz y consuelo en cada etapa de esta enfermedad.

Integración de voluntarios y familias

Además de los profesionales sanitarios, el compromiso de las familias y los voluntarios desempeña un papel decisivo en el apoyo a los enfermos de Alzheimer. Su implicación no sólo puede mejorar la calidad de vida del paciente, sino también aligerar la carga de trabajo de los profesionales sanitarios. Sin embargo, esta integración requiere un enfoque bien coordinado, basado en la formación, la comunicación y el respeto mutuo.

1. El papel de los voluntarios:

Servicios complementarios: Los voluntarios pueden ofrecer servicios complementarios a los de los profesionales, como actividades recreativas, lectura o simplemente compañía.

Formación: Para que los voluntarios sean eficaces, es crucial que reciban formación sobre las especificidades de la enfermedad de Alzheimer, las técnicas de comunicación y los límites de su función.

Coordinación: Se espera que los voluntarios colaboren estrechamente con el equipo asistencial, compartiendo observaciones y preocupaciones y recibiendo asesoramiento y apoyo.

2. Compromiso familiar:

Cuidados personalizados: Las familias aportan un conocimiento íntimo de la persona, sus preferencias y su historia. Pueden ayudar a personalizar los cuidados y las actividades, haciendo que la experiencia sea más significativa para el paciente.

Apoyo emocional: La presencia de seres queridos puede tranquilizar y calmar a los pacientes, reforzando su sensación de seguridad y pertenencia.

Comunicación: Los intercambios regulares entre el equipo médico y las familias son esenciales para compartir información, alinear las expectativas y colaborar en la toma de decisiones.

3. Establezca protocolos:

Orientación: Tanto los voluntarios como las familias deben recibir orientación sobre el funcionamiento de la unidad, las normas a seguir y cómo interactuar adecuadamente con los pacientes y el personal.

Retroalimentación: Es beneficioso celebrar reuniones periódicas para recabar retroalimentación, compartir los progresos y discutir los retos.

Límites: Aunque valoramos el compromiso de los voluntarios y las familias, es crucial definir claramente sus límites para evitar cualquier confusión o invasión de las funciones profesionales.

Implicar a voluntarios y familiares en el cuidado de los enfermos de Alzheimer es un trabajo de equipo que requiere coordinación, respeto y comunicación. Cuando se gestiona bien, esta colaboración puede añadir un valor inmenso, enriqueciendo la vida de los pacientes y apoyando la increíble labor de los profesionales sanitarios.

Capítulo 23

CUESTIONES ECONÓMICAS CUIDADO DEL ALZHEIMER

El coste de la atención sanitaria: una perspectiva global

Debido a su complejidad, duración e impacto, la enfermedad de Alzheimer representa un reto financiero no sólo para las familias de los pacientes, sino también para los sistemas sanitarios públicos y privados. Comprender el coste global de los cuidados es esencial para anticiparse, planificar y asignar los recursos de forma eficaz.

1. Costes directos:

   Servicios médicos: Son los gastos ocasionados por consultas médicas, hospitalización, tratamientos farmacológicos, terapias especializadas y otros servicios sanitarios.

   Cuidados a domicilio y en instituciones La contratación de cuidadores a domicilio o la prestación de cuidados en una residencia de ancianos especializada puede representar un coste importante.

   Equipamiento médico: Desde equipos de monitorización hasta ropa de cama adaptada, estos costes pueden sumarse rápidamente.

2. Costes indirectos:

   Pérdida de ingresos: Las familias pueden verse obligadas a reducir sus horas de trabajo o incluso a renunciar a su empleo para cuidar a un ser querido con la enfermedad de Alzheimer.

   Costes sociales: El estrés, la depresión y el agotamiento de los cuidadores pueden acarrear costes adicionales en términos de salud mental y bienestar para las familias.

3. Coste para la sociedad:

   Sistemas sanitarios: Los frecuentes ingresos hospitalarios, las consultas de especialistas y los tratamientos de larga duración ejercen presión sobre las finanzas públicas.

Productividad económica: La reducción de las horas de trabajo de los cuidadores, así como la posible retirada temprana de los pacientes del mercado laboral, pueden tener un impacto económico.

4. Estrategias de mitigación:

Seguro y cobertura: Las pólizas de seguro especializadas pueden ayudar a cubrir ciertos gastos, pero es esencial comprender las condiciones y los límites.

Planificación financiera temprana: Consultar a un planificador financiero ante los primeros síntomas de la enfermedad puede ayudar a establecer una estrategia para gestionar los gastos futuros.

Apoyo gubernamental: Infórmese sobre las ayudas y subsidios disponibles para los enfermos de Alzheimer y sus familias.

Iniciativas comunitarias: Algunos programas comunitarios u ONG ofrecen servicios de bajo coste o gratuitos, como grupos de apoyo, talleres y actividades adaptadas.

No se puede negar que el coste de los cuidados del Alzheimer es considerable, pero con un conocimiento profundo, una planificación temprana y el acceso a los recursos adecuados, las familias pueden navegar por este panorama financiero con mayor confianza y tranquilidad.

Financiación y cobertura médica

El cuidado de la enfermedad de Alzheimer va mucho más allá del simple tratamiento médico. Implica un enfoque integral que tiene en cuenta el aspecto clínico, el bienestar del paciente, el apoyo familiar e, inevitablemente, los aspectos financieros. Comprender los diferentes mecanismos de financiación y las opciones de cobertura médica es vital para garantizar una atención óptima al paciente, preservando al mismo tiempo los recursos familiares.

1. El panorama de los seguros sanitarios:

Seguro público: En muchos países, los sistemas públicos de salud ofrecen cierta cobertura a los enfermos de Alzheimer. Es esencial informarse sobre los criterios de elegibilidad, las prestaciones cubiertas y los eventuales límites máximos de reembolso.

Seguro privado: Dependiendo de la póliza, ciertos tipos de seguro pueden cubrir una parte importante de los gastos. Sin embargo, las cláusulas y exclusiones varían. Es crucial entender su póliza de seguro y considerar pólizas de seguro adicionales específicas para cuidados de larga duración o enfermedades degenerativas.

2. Ayudas y subvenciones públicas:

Programas nacionales: Algunos países cuentan con programas específicos para ayudar económicamente a los enfermos de Alzheimer y a sus familias, ya sea en forma de ayudas directas, exenciones fiscales u otras medidas de apoyo.

Iniciativas locales: Las subvenciones o la financiación también pueden estar disponibles a nivel local, a través de los ayuntamientos o los organismos regionales.

3. Costes ocultos:

Medicamentos no reembolsados: No todos los medicamentos están cubiertos por el seguro. Es vital informarse con antelación y considerar alternativas o programas de asistencia médica.

Cuidados no convencionales: Terapias como la musicoterapia o la terapia artística pueden ser beneficiosas, pero no siempre se reembolsan. Merece la pena explorar iniciativas comunitarias u ONG que puedan ofrecer estos servicios a un coste reducido o de forma gratuita.

4. Planificación a largo plazo:

Fondos de dotación: La creación de un fondo de dotación o de ahorros específicos puede ayudar a cubrir los gastos futuros y garantizar la continuidad de los cuidados.

Asesoramiento financiero: Consultar a un experto financiero, en particular a uno especializado en cuidados médicos o de larga duración, puede ayudarle a navegar por el complejo panorama financiero de los cuidados del Alzheimer.

5. Investigación y defensa:

Manténgase al día: las políticas gubernamentales, los programas de asistencia y las opciones de seguro evolucionan. Es esencial mantenerse al corriente de las últimas novedades para maximizar la cobertura y la financiación disponibles.

Implicación de la comunidad: Implicarse en asociaciones o grupos de defensa no sólo puede proporcionar apoyo, sino también influir positivamente en las políticas y los programas de financiación.

La financiación y la cobertura médica de los cuidados de Alzheimer requieren una visión holística, que abarque no sólo las necesidades inmediatas del paciente, sino también las implicaciones a largo plazo para las familias. Un enfoque proactivo, informado y planificado puede facilitarlo, garantizando la mejor calidad de vida posible para el paciente y preservando al mismo tiempo la salud financiera de la familia.

Valor económico
la enfermera especializada

Con su profunda formación y sus conocimientos avanzados, las enfermeras especializadas son una parte esencial del panorama médico. Además de su función clínica, las enfermeras especialistas tienen un valor económico que a menudo se subestima, tanto para los centros sanitarios como para el sistema sanitario en su conjunto. Veamos las múltiples facetas de este valor económico.

1. Reducir los costes hospitalarios:

Menos reingresos: Gracias a los cuidados especializados y a un enfoque centrado en el paciente, la enfermera especializada puede contribuir a reducir el número de reingresos, lo que supone un ahorro significativo para los hospitales.

Optimización de recursos: Gracias a su experiencia, a menudo son capaces de gestionar casos complejos de forma eficaz, minimizando las estancias hospitalarias y el uso de recursos costosos.

2. Mejorar la eficacia de la asistencia:

Toma de decisiones informada: La enfermera especializada participa a menudo en comités de ética, grupos de reflexión o consejos de administración, contribuyendo a la toma de decisiones más estratégicas y económicamente beneficiosas.

Formación y tutoría: Al formar a otros miembros del personal de enfermería, contribuyen a mejorar las aptitudes generales del equipo, lo que se traduce en unos cuidados más eficaces y una reducción de los costosos errores médicos.

3. Aumentar el valor de la atención ambulatoria:

Atención domiciliaria: A medida que evolucionan las necesidades sanitarias, cada vez se ofrecen más servicios fuera del ámbito hospitalario. La enfermera especializada desempeña un papel fundamental en la prestación de cuidados a domicilio de alta calidad, reduciendo así los costes asociados a las largas estancias hospitalarias.

4. Investigación e innovación:

Participación en la investigación clínica: las enfermeras especializadas suelen estar a la vanguardia de los estudios clínicos, contribuyendo al desarrollo de las mejores prácticas, lo que puede suponer un ahorro a largo plazo.

Introducción de tecnologías innovadoras: Gracias a su formación avanzada, a menudo son los primeros en adoptar y formar a otros profesionales en nuevas tecnologías o técnicas, optimizando los cuidados y reduciendo los costes.

5. Satisfacción del paciente:

Calidad de los cuidados: Los cuidados prestados por enfermeras especializadas suelen ser sinónimo de calidad superior, lo que aumenta la satisfacción de los pacientes y puede tener implicaciones económicas positivas, sobre todo en términos de retención de pacientes y de boca a boca positivo.

6. Enlace con otros profesionales sanitarios:

Coordinación de los cuidados: La enfermera especializada actúa a menudo como puente entre los distintos especialistas, garantizando que el paciente reciba una atención coordinada, lo que puede reducir la duplicación, las pruebas innecesarias y otros costes superfluos.

El valor económico de la enfermera especializada va mucho más allá de su mera presencia en el hospital o la clínica. Se trata de una combinación de experiencia clínica, innovación, formación y coordinación que, en conjunto, añade un inmenso valor a todo el sistema sanitario.

Capítulo 24

REDES
DE APOYO
Y
LOS RECURSOS
DISPONIBLES

Asociaciones y organizaciones dedicado al Alzheimer

En el vasto mundo de la asistencia sanitaria, el apoyo comunitario desempeña un papel esencial, proporcionando a los pacientes, familiares y profesionales sanitarios recursos, formación y defensa. Entre las muchas enfermedades que afectan a la población mundial, la enfermedad de Alzheimer, con su complejidad y múltiples desafíos, ha impulsado la creación de un gran número de asociaciones y organizaciones. Estos organismos especializados desempeñan un papel fundamental en la sensibilización, la investigación, el apoyo a pacientes y familiares y la formación de los profesionales sanitarios.

1. Sensibilización y defensa:

Campañas mundiales: Muchas organizaciones, como la Asociación Mundial contra el Alzheimer, están llevando a cabo campañas mundiales de concienciación, destacando la importancia del reconocimiento y la inversión en la investigación del Alzheimer.

Día Mundial del Alzheimer: Celebrado cada año el 21 de septiembre, este día está dedicado a sensibilizar a la opinión pública sobre la enfermedad de Alzheimer y su impacto.

2. Investigación y desarrollo:

Financiación de la investigación: Organizaciones como Alzheimer's Research UK y la Alzheimer's Association de Estados Unidos financian activamente investigaciones prometedoras destinadas a descubrir tratamientos más eficaces y, en última instancia, una cura.

Conferencias y simposios: Estas asociaciones organizan periódicamente conferencias que reúnen a investigadores de todo el mundo y fomentan el intercambio de conocimientos e innovaciones.

3. Apoyo a pacientes y familiares:

Líneas de ayuda: Muchas organizaciones ofrecen líneas de ayuda telefónica que permiten a los pacientes y familiares obtener asesoramiento, apoyo e información.

Grupos de apoyo: Estos grupos, a menudo dirigidos por profesionales formados o voluntarios, ofrecen un espacio seguro para compartir, aprender y encontrar consuelo.

4. Formación y recursos para los profesionales:

Talleres y seminarios: Estas sesiones están diseñadas para ayudar a los profesionales sanitarios a mantenerse al día de las últimas prácticas y descubrimientos en el tratamiento de la enfermedad de Alzheimer.

Publicaciones y directrices: Las organizaciones suelen publicar guías, folletos y otros recursos impresos para educar e informar a los profesionales sobre diversos aspectos de la enfermedad.

5. Colaboración internacional:

Redes y asociaciones: Las organizaciones suelen trabajar en red, compartiendo recursos, información y buenas prácticas a través de las fronteras.

Programas de intercambio: Algunos de ellos permiten a los investigadores y profesionales sanitarios colaborar con sus homólogos internacionales, enriqueciendo su comprensión y enfoque de la enfermedad.

Las asociaciones y organizaciones de Alzheimer desempeñan un papel fundamental en la lucha contra la enfermedad. No sólo ofrecen un apoyo vital a los pacientes y sus familias, sino que también contribuyen de forma significativa a la investigación, la educación y la concienciación mundial. Para los profesionales sanitarios, son aliados inestimables, ya que proporcionan herramientas, recursos y una red de apoyo esencial.

Redes profesionales para enfermeras

El arte de la medicina, con sus constantes retos, su perpetua evolución y sus imperativos éticos, requiere una colaboración constante y eficaz entre profesionales. Para las enfermeras, unirse y participar activamente en redes profesionales es esencial para mantenerse al día, compartir experiencias, obtener apoyo y contribuir al progreso de la profesión. Exploremos estas redes y la importancia de su papel para la enfermera moderna.

1. La importancia de las redes profesionales:

    Actualización y formación continua: el mundo médico cambia con rapidez. Las redes dan a las enfermeras acceso a formación, conferencias y talleres para mantenerse al día de las últimas prácticas.

    Compartir experiencias: Los retos clínicos suelen manifestarse de diversas maneras. El intercambio con compañeros puede proporcionar consejos, sugerencias y nuevas perspectivas para mejorar la atención.

    Apoyo emocional y profesional: La enfermería es una profesión exigente. Las redes ofrecen un lugar donde compartir preocupaciones, encontrar apoyo y, a veces, simplemente descomprimirse.

2. Tipos de redes:

    Asociaciones profesionales: Organizaciones como el Colegio de Enfermeras y la Asociación Americana de Enfermeras ofrecen a sus miembros oportunidades de desarrollo profesional y recursos, y defienden los derechos de las enfermeras.

Grupos especializados: Para las enfermeras que trabajan en campos específicos, como la pediatría, la oncología o la geriatría, existen grupos especializados centrados en estas áreas.

Plataformas en línea: Foros, grupos de redes sociales y sitios dedicados permiten a las enfermeras conectarse virtualmente, compartiendo recursos, historias y consejos.

Grupos y talleres locales: A veces se forman grupos a nivel local que organizan reuniones, sesiones de intercambio y talleres para reforzar las capacidades y las redes locales.

3. Implicarse activamente:

Asistir a eventos: Las conferencias, talleres y seminarios ofrecen oportunidades no sólo para aprender, sino también para establecer contactos.

Contribución activa: Compartir artículos, participar en debates y proponer sesiones de formación son formas de contribuir a la vitalidad de la red.

Tutoría: Para las enfermeras con más experiencia, la tutoría de jóvenes profesionales es una forma valiosa de transmitir conocimientos y enriquecer la profesión.

4. Superar los retos:

Tiempo: Aunque son muchos los beneficios, la participación activa en una red requiere tiempo. Es esencial encontrar un equilibrio entre las responsabilidades profesionales y la participación en estas redes.

Diversidad de opiniones: En cualquier grupo, habrá diferencias de opinión. La escucha activa, el respeto mutuo y la voluntad de comprensión son esenciales para sacar el máximo partido de estos intercambios.

Para la enfermera moderna, las redes profesionales son mucho más que un carné de socio. Representan una puerta abierta a una mejor práctica clínica, al apoyo continuo y al desarrollo profesional. Al implicarse activamente, las enfermeras no sólo enriquecen sus carreras, sino que también contribuyen al crecimiento y la vitalidad de la profesión en su conjunto.

Formación continua y seminarios web

La dinámica del mundo médico exige que las habilidades y los conocimientos se actualicen constantemente. La formación continua se ha convertido en una piedra angular de la profesión enfermera, garantizando que los cuidadores dispongan de las herramientas y los conocimientos necesarios para proporcionar unos cuidados óptimos. En la era digital, los seminarios web han adquirido una importancia capital, ya que ofrecen una flexibilidad y un acceso a la formación sin precedentes.

1. La formación continua: un imperativo profesional :
    Prácticas cambiantes: las técnicas, los fármacos y las tecnologías evolucionan. La formación continua permite a las enfermeras mantenerse al día de estos cambios.
    Calidad de la atención garantizada: La formación periódica garantiza que los pacientes reciban una atención basada en las últimas pruebas y recomendaciones.
    Desarrollo profesional: La formación aumenta la confianza y la experiencia, y puede abrir puertas a nuevas especializaciones u oportunidades profesionales.
2. Seminarios web: la educación a un solo clic :
    Flexibilidad: Las enfermeras suelen tener horarios muy ocupados e irregulares. Los seminarios web pueden seguirse en directo o a la carta, en función de la disponibilidad.

Diversidad de temas: desde la gestión de heridas hasta la psicología o las innovaciones tecnológicas, hay seminarios web para todos los nichos e intereses.

Interactividad: La mayoría de los seminarios web ofrecen una sesión de preguntas y respuestas, lo que permite una interacción directa con los expertos.

3. Cómo maximizar la eficacia de los seminarios web :

Espacio dedicado: Disponer de un entorno tranquilo y libre de distracciones mejora la concentración y la retención de la información.

Participación activa: Hacer preguntas, tomar notas y participar en los debates posteriores al seminario web refuerza el aprendizaje.

Ponerlo en práctica: Después de un seminario web, es una buena idea pensar en cómo puede incorporar este nuevo aprendizaje a su práctica diaria.

4. Encontrar los recursos adecuados :

Asociaciones profesionales: Muchas asociaciones ofrecen seminarios web gratuitos o con descuento para sus miembros.

Universidades e instituciones: Muchas ofrecen programas de formación continua, incluidos seminarios web, para profesionales sanitarios.

Plataformas dedicadas: Existen plataformas especializadas que agrupan seminarios web de diversos campos, lo que permite a las enfermeras elegir las sesiones que se ajustan a sus necesidades específicas.

La formación continua es mucho más que un requisito profesional: es una demostración del compromiso de las enfermeras con su profesión y sus pacientes. En un mundo en el que la información está constantemente a nuestro alcance, los seminarios web representan una valiosa oportunidad de aprendizaje, crecimiento y desarrollo.

Capítulo 25

HISTORIA Y DESARROLLO UNIDADES DE ALZHEIMER

Nacimiento y necesidad unidades especializadas

A medida que la medicina y la comprensión de las enfermedades progresaban a lo largo de los tiempos, se hizo patente la necesidad de enfoques más específicos para afecciones concretas. Las unidades especializadas, surgidas como respuesta a esta necesidad, han transformado la forma en que se presta la asistencia, en particular para afecciones complejas como el Alzheimer.

1. La evolución de la atención al paciente :
A lo largo de las décadas, los hospitales y centros asistenciales han pasado de ser estructuras generalistas a entidades en las que la atención es cada vez más especializada. Esto ha resultado especialmente beneficioso para las enfermedades que requieren una atención, unos recursos y unas competencias especiales.

2. Conciencia de la complejidad del Alzheimer :
La enfermedad de Alzheimer, con su insidiosa progresión y sus múltiples facetas, requiere una atención holística. Ha quedado claro que la atención a estos pacientes va mucho más allá del tratamiento médico, abarcando aspectos psicosociales, conductuales y medioambientales.

3. **Nacimiento de unidades especializadas :**
En respuesta a estos retos, empezaron a surgir unidades especializadas. Estas unidades, a menudo integradas en centros de cuidados de larga duración, se diseñaron específicamente para satisfacer las necesidades únicas de los enfermos de Alzheimer.

4. Los beneficios de la atención especializada :

Entorno adaptado: Las unidades especializadas están diseñadas para tener en cuenta los retos cognitivos y físicos de los pacientes, reduciendo riesgos como las caídas o las fugas.

Equipos especialmente formados: El personal de estas unidades está formado para comprender y responder a las manifestaciones conductuales que suelen aparecer en los enfermos de Alzheimer.

Enfoque multidisciplinar: Estas unidades reúnen a un equipo diverso -médicos, enfermeras, terapeutas ocupacionales, psicólogos, etc.- para proporcionar una atención integral. - para proporcionar una atención integral.

Apoyo a las familias: Reconociendo la carga emocional que la enfermedad puede suponer para los seres queridos, estas unidades suelen ofrecer recursos específicos y apoyo a las familias.

5. El futuro de las unidades especializadas :

Con la creciente prevalencia de la enfermedad de Alzheimer y otros trastornos relacionados, la necesidad de estas unidades especializadas no hará sino aumentar. Es probable que en el futuro se produzca una expansión de estas unidades, así como la aparición de nuevas modalidades asistenciales, tecnologías y terapias innovadoras.

La creación de unidades especializadas en Alzheimer simboliza un gran avance en la atención al paciente. Encarnan el reconocimiento de la complejidad de la enfermedad y el compromiso con un enfoque de la atención verdaderamente centrado en el paciente.

Cambios en las prácticas y terapias

Una mirada a la historia de los cuidados del Alzheimer revela una transformación radical de los enfoques terapéuticos. La forma en que percibimos, comprendemos y tratamos esta enfermedad ha evolucionado a pasos agigantados, reflejando los avances médicos, los cambios sociotulturales y la profundización de los conocimientos científicos.

1. Comprensión inicial :
En los primeros tiempos del reconocimiento médico de la enfermedad de Alzheimer, a menudo se malinterpretaba la afección, confundiéndola con el envejecimiento normal o con otras afecciones psiquiátricas. Las intervenciones eran en gran medida inespecíficas, centradas en la comodidad del paciente más que en una comprensión profunda de la enfermedad.

2. Aparición de las terapias farmacológicas :
A medida que avanzaba la investigación, aparecieron los primeros fármacos específicamente diseñados para tratar los síntomas del Alzheimer. Aunque no ofrecen una cura, han marcado un punto de inflexión al ayudar a controlar ciertos síntomas y mejorar la calidad de vida.

3. El auge de las terapias no farmacológicas :
Junto a la farmacoterapia, ha surgido una creciente conciencia de la importancia de las intervenciones no farmacológicas. Terapias como la musicoterapia, la terapia artística y la terapia de estimulación cognitiva han empezado a integrarse en los planes de atención, subrayando la importancia de un enfoque holístico.

4. Un enfoque centrado en el paciente :
Con el tiempo, los cuidados han evolucionado para centrarse en la persona más que en la enfermedad. En lugar de centrarse únicamente en los déficits, el enfoque se ha centrado más en las fortalezas residuales del paciente, buscando maximizar la calidad de vida y la independencia.

5. Integrar la tecnología :
La era moderna ha sido testigo de la creciente integración de la tecnología en la atención a los pacientes de

Alzheimer. Desde la monitorización hasta la estimulación cognitiva y las herramientas de comunicación, la tecnología se ha convertido en un valioso aliado tanto para los cuidadores como para los pacientes.

6. Hacia un futuro prometedor :
A medida que avanza la investigación sobre la enfermedad de Alzheimer, siguen surgiendo nuevas terapias, ya sean farmacológicas, tecnológicas o conductuales. La tendencia es hacia la innovación, la atención personalizada y la colaboración interdisciplinar.

El desarrollo de prácticas y terapias para el tratamiento de la enfermedad de Alzheimer refleja una trayectoria de aprendizaje, adaptación e innovación. Da fe del compromiso permanente del mundo médico por mejorar la vida de los pacientes y sus familias frente a una enfermedad compleja y difícil.

Unidades de Alzheimer
en diferentes países y culturas

En todo el mundo, la forma en que se percibe, comprende y trata la enfermedad de Alzheimer varía considerablemente en función de la cultura, los sistemas sanitarios y los recursos disponibles. La existencia y la naturaleza de las unidades dedicadas al Alzheimer también se ven influidas por estos factores. Veamos cómo enfocan los distintos países y culturas estas unidades específicas.
1. Europa Occidental :
   Francia: Las unidades de cuidados de larga duración (USLD) y los establecimientos para personas mayores dependientes (EHPAD) pueden tener secciones especializadas para enfermos de Alzheimer. Estas unidades suelen estar bien equipadas y siguen las directrices nacionales en materia de cuidados.

Alemania: Alemania cuenta con una sólida estructura de asistencia a domicilio. Sin embargo, también existen residencias de ancianos e instalaciones especializadas para pacientes que sufren demencia y Alzheimer.

2. América del Norte :

Estados Unidos: Las Unidades de Cuidado de la Memoria son instalaciones especialmente diseñadas para personas con Alzheimer o demencias relacionadas. Ofrecen un entorno seguro centrado en la estimulación cognitiva.

Canadá: Al igual que Estados Unidos, Canadá cuenta con centros de atención especializada para enfermos de Alzheimer con un enfoque holístico, que incluye terapias alternativas.

3. Asia :

Japón: Con una población cada vez más envejecida, Japón ha creado "Hogares de Grupo", residencias a pequeña escala para enfermos de Alzheimer, que ofrecen cuidados personalizados en un entorno familiar.

India: El cuidado institucional es menos común. La familia desempeña un papel central en los cuidados. Sin embargo, la creciente concienciación sobre la enfermedad está llevando a la creación de centros especializados en las principales ciudades.

4. África :

La concienciación sobre la enfermedad de Alzheimer es cada vez mayor, pero en muchos países faltan recursos e infraestructuras para unidades especializadas. Los cuidados corren a cargo principalmente de la familia, con ayuda de la comunidad.

5. América Latina :

En países como Brasil y Argentina, existen residencias de ancianos con secciones especializadas para enfermos de Alzheimer. Sin embargo, en muchos países, la familia sigue siendo el principal proveedor de cuidados.

6. Oceanía :

Australia: Existen unidades especializadas para enfermos de Alzheimer, a menudo ubicadas dentro de residencias de ancianos o centros de atención a la tercera edad. Se centran en la participación comunitaria y la estimulación cognitiva.

La existencia y el funcionamiento de las unidades de Alzheimer en todo el mundo reflejan la diversidad de enfoques culturales y sistémicos de la enfermedad. Sin embargo, sean cuales sean las diferencias, el objetivo universal sigue siendo proporcionar una atención de calidad, garantizar la dignidad y mejorar la calidad de vida de los pacientes.

Capítulo 26

DISEÑO
Y
MAQUETACIÓN
UNIDADES
DE ALZHEIMER

Principios fundamentales de planificación para enfermos de Alzheimer

Diseñar espacios para enfermos de Alzheimer requiere un enfoque que sea a la vez sensible y práctico. Estas personas suelen estar desorientadas, tienen problemas de memoria y pueden estresarse fácilmente ante entornos desconocidos o complicados. He aquí una exploración fluida de los principios clave a tener en cuenta a la hora de diseñar espacios para estos pacientes.

A la hora de diseñar una unidad o un hogar para personas con Alzheimer, no se trata sólo de crear un espacio seguro; es igual de crucial crear un entorno que favorezca su bienestar emocional, físico y cognitivo.

Los enfermos de Alzheimer necesitan un espacio que, aunque les resulte familiar, esté estructurado para minimizar la confusión y fomentar la independencia. Un suelo con colores contrastados, por ejemplo, puede ayudar a definir el espacio y guiar a los residentes de una habitación a otra. Los pasillos sinuosos, por el contrario, pueden crear confusión. Los pasillos rectos y bien iluminados son una mejor opción.

La iluminación desempeña un papel crucial. Mucha luz natural puede ayudar a regular los ritmos circadianos, reduciendo los síntomas del "síndrome crepuscular", en el que los pacientes pueden volverse más agitados a última hora de la tarde. Además, una buena iluminación reduce el riesgo de caídas, un problema frecuente entre los enfermos de Alzheimer.

Otro aspecto a tener en cuenta es la estimulación sensorial. Los espacios demasiado ruidosos o caóticos pueden resultar abrumadores. No obstante, un cierto nivel de estimulación es beneficioso. Los jardines terapéuticos, por ejemplo, pueden proporcionar un oasis de calma. Estos jardines, con sus fragantes flores, el trinar de los pájaros y sus sinuosos senderos, pueden ser una fuente de consuelo y alivio. También fomentan la actividad física y la conexión con la naturaleza, dos elementos esenciales para el bienestar de cualquier persona.

Y no olvidemos la importancia de la personalización. Cada paciente tiene su propia historia, sus propios gustos y sus propias experiencias. Disponer de zonas donde puedan exponer fotos personales u objetos familiares puede ayudar a crear un sentimiento de pertenencia y reconocimiento.

Por último, la seguridad es primordial. Los puntos de agua, las cocinas e incluso los recovecos pueden presentar peligros. Por ello, diseñar espacios en los que los pacientes puedan moverse libremente, pero con seguridad, es un delicado equilibrio que hay que alcanzar.

Un diseño bien pensado para los enfermos de Alzheimer va mucho más allá de la simple seguridad. Se trata de crear un entorno en el que los residentes no sólo puedan vivir, sino prosperar, a pesar de los retos que plantea la enfermedad.

Importancia de la seguridad y vigilancia

La seguridad y la vigilancia son fundamentales en el cuidado de los enfermos de Alzheimer. Debido a los retos cognitivos que plantea la enfermedad, estas personas son especialmente vulnerables a los peligros potenciales de su entorno, por lo que resulta aún más crucial establecer las medidas adecuadas. Los retos de esta seguridad van más allá de la mera protección física; también implica preservar la dignidad y la autonomía del paciente al tiempo que se garantiza su seguridad.

La enfermedad de Alzheimer, por su propia naturaleza, es progresiva. Las primeras fases pueden manifestarse como simples olvidos, pero a medida que la enfermedad avanza, los problemas de desorientación, juicio y percepción se hacen más evidentes. Esta evolución hace que la vigilancia y la seguridad sean esenciales a varios niveles.

Uno de los mayores riesgos para los enfermos de Alzheimer es la deambulación. Un paciente puede olvidar dónde está o adónde quiere ir, lo que le lleva a deambular de forma potencialmente peligrosa. En estos momentos de confusión, aumenta el riesgo de caerse, lesionarse o perderse. Los sistemas de vigilancia, como las cámaras o las alarmas de puerta, pueden ayudar al personal asistencial a intervenir rápidamente en caso necesario.

Al mismo tiempo, debe alcanzarse un delicado equilibrio entre la vigilancia y el respeto a la intimidad del paciente. Aunque la seguridad es primordial, también es esencial preservar la dignidad y la autonomía del paciente. Se pueden utilizar soluciones menos intrusivas, como sensores de movimiento o pulseras de identificación, para garantizar una vigilancia eficaz al tiempo que se minimiza la intrusión.
Los riesgos no se limitan a la deambulación. Los pacientes pueden olvidar a veces cómo utilizar objetos cotidianos, como los electrodomésticos, lo que puede suponer riesgos de incendio o lesiones. Disposiciones específicas, como la desactivación de ciertos aparatos o el uso de equipos adaptados, pueden evitar este tipo de incidentes.

La seguridad y la supervisión también son cruciales a la hora de administrar medicamentos. Los errores en la dosificación o la toma de medicamentos que no han sido prescritos pueden tener graves consecuencias. Los pastilleros electrónicos o los sistemas automatizados de dispensación pueden ayudar a garantizar que los medicamentos se toman correctamente.

Garantizar la seguridad de los enfermos de Alzheimer es una responsabilidad multidimensional que requiere una combinación de tecnología, instalaciones adaptadas y una cuidadosa vigilancia. Sin embargo, en el centro de todas estas medidas se encuentra un principio fundamental: el respeto y la amabilidad hacia el paciente, que, a pesar de los retos que plantea su enfermedad, merece una vida llena de dignidad, respeto y calidad.

Innovación y tendencias futuras en el diseño de las unidades

Los avances en el conocimiento de la enfermedad de Alzheimer y las necesidades específicas de los pacientes han propiciado avances significativos en el diseño de unidades especializadas. La innovación en el diseño no sólo pretende garantizar la seguridad de los pacientes, sino también crear un entorno que favorezca su bienestar emocional, social y físico. Las tendencias futuras reflejan un enfoque centrado en el paciente, que busca reproducir un entorno familiar al tiempo que incorpora las últimas tecnologías.

En el corazón de cualquier buen diseño para una unidad de Alzheimer está el deseo de recrear un espacio que se sienta lo más parecido posible al hogar. En efecto, un entorno familiar puede ayudar a reducir la ansiedad y la confusión que a menudo sienten los pacientes. Esto significa espacios vitales más pequeños, similares a pisos o casas, en lugar de largos pasillos de hospital.

Otro elemento clave del diseño moderno es la luz natural. Los estudios han demostrado que la exposición a la luz natural puede ayudar a regular los ritmos circadianos de los pacientes, reduciendo los síntomas del "síndrome crepuscular" que suelen padecer los enfermos de Alzheimer. Por ello, los nuevos diseños incorporan grandes ventanales, claraboyas y jardines interiores.

Hablando de jardines, la naturaleza desempeña un papel cada vez más central en el diseño de las unidades de Alzheimer. Los jardines terapéuticos, seguros y de fácil acceso, proporcionan un espacio donde los pacientes pueden pasear, hacer jardinería o simplemente disfrutar del aire libre. Estos espacios verdes no sólo sirven como lugares para relajarse, sino que también proporcionan estimulación sensorial, esencial para el bienestar de los pacientes.

La innovación tecnológica también desempeña un papel importante en las tendencias actuales. Se están integrando sistemas de vigilancia avanzados, que utilizan sensores de movimiento, cámaras inteligentes o incluso tecnologías de geolocalización, para garantizar la seguridad sin ser intrusivos. Además, se están explorando soluciones tecnológicas como la realidad virtual o las musicoterapias digitales para ofrecer intervenciones terapéuticas innovadoras.
Una de las tendencias más prometedoras es el enfoque del diseño co-creativo, en el que los pacientes, sus familiares y cuidadores colaboran estrechamente con arquitectos y diseñadores para crear los espacios que mejor se adapten a las necesidades únicas de cada individuo.

Por último, a medida que avance la investigación, es probable que veamos un aumento de la personalización de los espacios. Esto podría significar habitaciones que puedan adaptarse a los gustos personales del paciente, o espacios comunes que puedan modificarse para adaptarse a las actividades del día.

La convergencia de la tecnología, la investigación y una profunda empatía por los enfermos de Alzheimer está dando forma a un futuro en el que las unidades especializadas no sean sólo lugares de cuidados, sino también de vida, alegría y dignidad.

Capítulo 27

TECNOLOGÍA E INNOVACIÓN

Herramientas tecnológicas
para la evaluación y el seguimiento

En la era digital, el uso de herramientas tecnológicas para evaluar y monitorizar a los pacientes de Alzheimer ha ganado terreno. Estas innovaciones no sólo pretenden mejorar la calidad de los cuidados, sino también facilitar el trabajo de los profesionales sanitarios y proporcionar información valiosa a familiares y cuidadores. Estas herramientas desempeñan un papel crucial en la personalización de los cuidados y la predicción de la progresión de la enfermedad.

Uno de los principales avances es el uso de wearables, como smartwatches y pulseras, que pueden realizar un seguimiento de los movimientos, la frecuencia cardiaca y el sueño del paciente. Estos dispositivos pueden detectar cambios en las rutinas normales, como una mayor inquietud por la noche, lo que podría indicar la progresión de la enfermedad o la presencia de un problema subyacente.

Las aplicaciones móviles también han demostrado su utilidad. Ahora existen aplicaciones diseñadas para poner a prueba la memoria, la atención y otras funciones cognitivas. Estas evaluaciones periódicas pueden ayudar a detectar el deterioro precoz, lo que permite intervenir antes. Además, algunas aplicaciones proporcionan recordatorios para la medicación, sugerencias de actividades adaptadas y medios de comunicación simplificados para los pacientes.

Las plataformas en línea dedicadas a la telemedicina y la televigilancia permiten a los profesionales sanitarios evaluar a los pacientes a distancia, seguir la evolución de la enfermedad y asesorar a las familias sin necesidad de visitas clínicas frecuentes. Este enfoque es especialmente beneficioso para los pacientes que viven en zonas remotas o que tienen dificultades para desplazarse.

La realidad virtual es otra tecnología emergente en el campo del Alzheimer. Puede utilizarse para crear entornos estimulantes para los pacientes, ayudando a ralentizar el deterioro cognitivo. También ofrece oportunidades de evaluación, colocando a los pacientes en diversas situaciones y observando sus reacciones.

La inteligencia artificial y los sistemas de aprendizaje automático también están a la vanguardia de la investigación sobre el Alzheimer. Analizan enormes conjuntos de datos para identificar patrones o indicadores precoces de la enfermedad que podrían pasar desapercibidos al ojo humano.

Por último, las herramientas avanzadas de diagnóstico por imagen, como los escáneres PET y las resonancias magnéticas de nueva generación, permiten una visualización más precisa de los cambios en el cerebro. Esto permite a los médicos comprender mejor la progresión de la enfermedad y su impacto en la estructura cerebral.

Las herramientas tecnológicas para evaluar y monitorizar a los pacientes de Alzheimer evolucionan constantemente, prometiendo revolucionar la forma en que entendemos, tratamos y apoyamos a los afectados por esta devastadora enfermedad.

Tecnologías para mejorar calidad de vida de los pacientes

El impacto de la tecnología en el campo de la medicina es innegable, y su influencia en el cuidado de los enfermos de

Alzheimer no es una excepción. Estas innovaciones, ya sean sutiles o revolucionarias, tienen el potencial de mejorar la calidad de vida de los pacientes ofreciéndoles una mayor independencia, seguridad y los medios para seguir comprometidos con su entorno.

1. Dispositivos de seguimiento y alerta: los relojes con GPS y otros dispositivos portátiles pueden localizar rápidamente a un paciente que pueda estar perdido, reduciendo los riesgos asociados a la desorientación.

2. Aplicaciones de recordatorio: Las aplicaciones diseñadas específicamente para enfermos de Alzheimer pueden ayudar a recordarles las tareas diarias, las citas médicas y los horarios de medicación, fomentando así una mayor independencia.

3. Plataformas interactivas: las tabletas y las aplicaciones específicas pueden ofrecer juegos de memoria, rompecabezas y otras actividades que estimulen el cerebro y mantengan a los pacientes comprometidos.

4. Terapias asistidas por realidad virtual: La realidad virtual puede permitir a los pacientes visitar lugares de su pasado, experimentar entornos relajantes o incluso interactuar en escenarios sociales, proporcionando una fuente de consuelo y estimulación cognitiva.

5. Sistemas de reconocimiento de voz: Estos sistemas, como Amazon Echo o Google Home, pueden ayudar a los pacientes a realizar tareas cotidianas, obtener información o simplemente reproducir música, todo ello mediante comandos de voz.

6. Tecnología de terapia de luz: Los estudios sugieren que la exposición a ciertas luces puede mejorar el sueño y reducir la agitación en los pacientes de Alzheimer. Por tanto, las lámparas de fototerapia pueden desempeñar un papel en la regulación de los ritmos circadianos.

7. Comunicación mejorada: Las aplicaciones especiales pueden facilitar la comunicación a quienes tienen dificultades para encontrar palabras, utilizando imágenes, pictogramas y otros elementos visuales.

8. Robótica: Aunque pueda parecer futurista, robots como Paro, un peluche robótico con forma de foca, han sido diseñados para ofrecer comodidad y reducir la ansiedad del paciente.

9. Sistemas de asistencia a domicilio: Estos sistemas pueden detectar caídas, movimientos inusuales o una ausencia de actividad durante un periodo prolongado, enviando alertas a los cuidadores o familiares.

10. Audífonos inteligentes : Estos dispositivos hacen algo más que amplificar el sonido. Pueden filtrar el ruido de fondo y centrarse en las conversaciones, lo que resulta especialmente útil en entornos ruidosos.

En conclusión, mientras la tecnología sigue evolucionando a un ritmo vertiginoso, es esencial reconocer su potencial para mejorar la vida de los enfermos de Alzheimer. Estas herramientas pueden ayudar a salvar la distancia entre las necesidades de los pacientes y las capacidades de los cuidadores, al tiempo que ofrecen momentos de alegría, comodidad e independencia.

Límites y desafíos
integración tecnológica

La llegada de la tecnología a la asistencia sanitaria ha aportado sin duda muchos beneficios, en particular para los enfermos de Alzheimer. Sin embargo, su integración también presenta retos y limitaciones que es crucial reconocer y comprender.

1. Resistencia a la adopción: La tecnología puede resultar intimidante, especialmente para las personas mayores que no están acostumbradas a ella. Esto puede provocar dudas o un rechazo frontal, lo que dificulta la aplicación de soluciones tecnológicas.

2. Costes elevados: Los dispositivos tecnológicos y el software especializado pueden ser caros, lo que puede limitar su accesibilidad a todos los pacientes, en particular a los económicamente desfavorecidos.

3. Confidencialidad y seguridad: Los sistemas de monitorización y otros dispositivos conectados suscitan preocupación por la confidencialidad de los datos de los pacientes y la seguridad de esta información frente a los ciberataques.

4. Complejidad y formación: La implantación de nuevas tecnologías suele requerir la formación del personal asistencial, lo que puede suponer una limitación de tiempo y recursos.

5. Riesgo de dependencia: una dependencia excesiva de la tecnología puede reducir potencialmente la interacción humana, fundamental para la salud emocional y social de los enfermos de Alzheimer.

6. Inadaptabilidad: No todas las tecnologías son adecuadas para todas las fases de la enfermedad. Lo que funciona para un paciente al principio de la enfermedad puede no ser eficaz en una fase más avanzada.

7. Rápida obsolescencia: Con el rápido ritmo del progreso tecnológico, los dispositivos pueden quedar rápidamente obsoletos, lo que requiere actualizaciones frecuentes e inversiones adicionales.

8. Integridad de los datos : Las herramientas tecnológicas pueden a veces funcionar mal, dando lecturas inexactas o datos que podrían inducir a error a los cuidadores.

9. Sobrecarga sensorial: Para algunos pacientes, el uso excesivo de la tecnología puede provocar una sobrecarga de información o una sobreestimulación, lo que puede resultar incómodo o estresante.

10. Limitaciones fisiológicas: tecnologías como la realidad virtual pueden no ser adecuadas para todos los pacientes, especialmente si provocan mareos, náuseas u otros efectos adversos.

Aunque la tecnología ofrece un gran potencial para mejorar la calidad de vida de los enfermos de Alzheimer, debe integrarse con cuidado y sensibilidad. Los cuidadores y los profesionales sanitarios deben ser conscientes de estos retos para garantizar una aplicación meditada, equilibrada y centrada en el paciente.

Capítulo 28

LOS RETOS DE LA NOCHE EN UNA UNIDAD DE ALZHEIMER

Particularidades del trabajo nocturno

Trabajar de noche en unidades especializadas de Alzheimer conlleva sus propios retos y particularidades. Ser un profesional sanitario que trabaja durante estas horas puede ser una experiencia singular, que requiere habilidades específicas, sensibilidad y adaptabilidad.

1. Síndrome crepuscular: Muchos enfermos de Alzheimer pueden experimentar una mayor agitación o confusión durante las horas crepusculares o nocturnas, lo que se conoce como "síndrome crepuscular". Esto requiere una vigilancia adicional por parte del personal nocturno.

2. Entorno tranquilo: Por la noche, las unidades suelen ser más silenciosas, con menos estímulos externos, lo que puede ser beneficioso para algunos pacientes pero perturbador para otros.

3. Vigilancia de la deambulación: Algunos pacientes pueden tener tendencia a deambular durante la noche. El personal nocturno debe asegurarse de que estos pacientes no se lesionen y permanezcan seguros.

4. Ritmo circadiano: La alteración del ciclo sueño-vigilia es frecuente en los pacientes de Alzheimer. El personal nocturno debe estar formado para manejar a los pacientes que están despiertos y activos durante largos periodos por la noche.

5. Intervención limitada: Por la noche suele haber menos personal disponible, lo que significa que los cuidadores deben estar bien formados para gestionar diversas situaciones con recursos limitados.

6. Actividades apropiadas: Algunos pacientes pueden necesitar actividades que les mantengan ocupados durante la noche. Estas actividades deben ser tranquilizadoras y no estimulantes para evitar agravar la agitación.

7. Manejo de la luz: La iluminación es crucial. Una luz suave y relajante puede ayudar a prevenir la agitación, mientras que una iluminación adecuada puede ayudar a reajustar los relojes corporales de los pacientes.

8. Ruido y sonido : **El** control del ruido es esencial durante la noche. Los sonidos relajantes o la música suave pueden ayudar a calmar a un paciente agitado, mientras que los ruidos fuertes o repentinos pueden ser perturbadores.

9. Apoyo emocional: Los pacientes pueden sentirse más vulnerables o ansiosos por la noche. El personal debe estar formado para proporcionar el apoyo emocional adecuado.

10. Autocuidado del personal: Trabajar de noche puede repercutir en la salud y el bienestar del personal. Aplicar estrategias de autocuidado, como descansos regulares y una buena hidratación, es crucial.

Trabajar de noche en una unidad de Alzheimer requiere un enfoque específico, centrado en el paciente y adaptado a los retos únicos que plantean estas horas. Los cuidadores que trabajan durante estos periodos desempeñan un papel esencial en la atención y el bienestar de los pacientes.

Gestión de los trastornos del sueño

Los trastornos del sueño son frecuentes en los enfermos de Alzheimer. Estos trastornos pueden manifestarse de diversas formas, desde insomnio hasta somnolencia excesiva y cambios en el ritmo circadiano. Estas alteraciones del sueño no sólo pueden exacerbar los síntomas cognitivos, conductuales y psicológicos de la demencia, sino que también pueden repercutir negativamente en la calidad de vida del paciente y aumentar la carga de trabajo de los cuidadores.

1. Entender el problema: El primer paso para tratar los trastornos del sueño es reconocer su presencia. Esto puede requerir un seguimiento cuidadoso de los patrones de sueño del paciente, a veces utilizando dispositivos de seguimiento del sueño.

2. Mantener una rutina regular: Ayudar a los pacientes a establecer y mantener una rutina diaria regular puede ayudar a regular el ciclo sueño-vigilia. Esto incluye acostarse y despertarse a horas fijas.

3. Terapia de luz: La exposición a la luz natural durante el día, especialmente por la mañana, puede ayudar a reajustar el reloj biológico del paciente. Si esto no es posible, pueden utilizarse lámparas de fototerapia.

4. Entorno confortable para dormir: Asegúrese de que el dormitorio es propicio para el sueño: oscuro, tranquilo y fresco. Evite las pantallas y las luces brillantes antes de acostarse.

5. Actividad física: Animar a los pacientes a hacer ejercicio durante el día, aunque sólo sea caminar, puede ayudarles a dormir mejor por la noche.

6. Control de la cafeína y la dieta: Limite el consumo de cafeína, especialmente a última hora de la tarde y por la noche, y evite las comidas copiosas antes de acostarse.

7. Medicación: Algunos medicamentos pueden alterar el sueño. Por lo tanto, es esencial revisar regularmente la medicación del paciente con un profesional sanitario. En algunos casos, pueden prescribirse medicamentos específicos para ayudar a regular el sueño.

8. Técnicas de relajación: Métodos como la meditación, la respiración profunda y la musicoterapia pueden ayudar a relajar al paciente antes de acostarse.

9. Controlar los síntomas nocturnos: Si el paciente se despierta por la noche debido a la agitación o la ansiedad, las intervenciones suaves y tranquilizadoras, en lugar de las reacciones bruscas, pueden ayudar a tranquilizarlo y conseguir que vuelva a dormirse.

10. Apoyo a los cuidadores: Educar y apoyar a los cuidadores es crucial. Sus patrones de sueño también pueden verse alterados, y darles herramientas y estrategias para gestionar los trastornos del sueño puede beneficiarles tanto a ellos como al paciente.

El tratamiento de los trastornos del sueño en los enfermos de Alzheimer requiere un enfoque individualizado y holístico. Trabajando en estrecha colaboración con los cuidadores y combinando intervenciones no medicinales con, si es necesario, tratamientos medicinales, es posible mejorar la calidad del sueño y, en consecuencia, la calidad de vida de los pacientes.

Protocolos y procedimientos para los turnos de noche

Los equipos nocturnos de las unidades de Alzheimer desempeñan un papel crucial para garantizar la seguridad, la comodidad y el bienestar de los pacientes. La naturaleza de la enfermedad de Alzheimer puede dar lugar a un comportamiento nocturno impredecible, que requiere una atención especial y protocolos adaptados. He aquí un resumen de los protocolos y procedimientos de estos equipos:

1. Traspaso entre equipos :
Una comunicación clara y completa entre los equipos diurnos y nocturnos es esencial. Permite transmitir toda la información pertinente sobre el estado de los pacientes, los incidentes ocurridos durante el día y cualquier particularidad que deba vigilarse.

2. Controles regulares :
Los pacientes deben ser revisados regularmente a lo largo de la noche para garantizar su bienestar, pero también para detectar e intervenir en caso de comportamiento inesperado.

3. Controlar los despertares nocturnos :
Deben establecerse protocolos específicos para gestionar los despertares nocturnos, ya sean debidos a agitación, confusión u otros síntomas. Es crucial abordar a los pacientes con calma y empatía.

4. Prevención de caídas :
Las medidas preventivas, como el uso de barandillas de cama, iluminación nocturna y alfombrillas antideslizantes, pueden ayudar a evitar las caídas. La supervisión cuidadosa también es esencial, especialmente en el caso de los pacientes que pueden levantarse con frecuencia durante la noche.

5. Medicación :
Algunos pacientes pueden necesitar medicación durante la noche. Las enfermeras de noche deben conocer el horario de estos fármacos y sus posibles efectos. También son esenciales una buena gestión de las existencias y una documentación precisa.

6. Gestión del ruido :
El ruido debe mantenerse al mínimo para promover un entorno de sueño tranquilo. Esto incluye reducir al mínimo las conversaciones en voz alta, utilizar equipos silenciosos y respetar las zonas de descanso.

7. Situaciones de emergencia :
Los equipos nocturnos deben estar bien formados para hacer frente a las emergencias, ya sean complicaciones médicas, comportamientos agresivos u otras crisis.

8. Documentación :
Todas las observaciones, incidentes e intervenciones deben documentarse cuidadosamente para garantizar la continuidad de los cuidados e informar al equipo de la mañana de los acontecimientos de la noche.

9. Apoyo mutuo :
El trabajo nocturno puede ser aislante, por lo que debe animarse al personal a que se apoye mutuamente. La colaboración estrecha y la comunicación abierta entre los miembros del equipo son esenciales.

10. Formación continua :
El personal nocturno debe tener las mismas oportunidades de formación continua que el diurno, sobre todo en las últimas prácticas e investigaciones relacionadas con la enfermedad de Alzheimer.

Garantizar el bienestar de los enfermos de Alzheimer durante la noche requiere dedicación, experiencia y un enfoque adaptado. Con unos protocolos claros y una formación y un apoyo continuos, los equipos nocturnos pueden proporcionar unos cuidados excepcionales a esta población vulnerable.

Capítulo 29

ENFOQUES GLOBALES E INTEGRADORA

La importancia de
un enfoque holístico de la atención

El tratamiento de la enfermedad de Alzheimer, como el de muchas otras afecciones crónicas, no puede limitarse a una visión reductora y sintomática. Para ser verdaderamente eficaz y respetuoso con el individuo, debe adoptar una perspectiva holística. Pero, ¿qué significa esto exactamente y por qué es tan crucial?

Un enfoque holístico de la atención tiene en cuenta a la persona en su totalidad, es decir, no sólo sus necesidades fisiológicas, sino también sus necesidades psicológicas, sociales, espirituales y emocionales. Reconoce que cada individuo es único y que los síntomas de una enfermedad pueden afectar a diferentes facetas de su vida.

1. Reconocer a la persona detrás de la enfermedad :
Cada enfermo de Alzheimer tiene una historia, deseos, miedos, amores y aversiones. La atención holística trata de honrar esta individualidad, de reconocer el valor intrínseco y la dignidad de cada persona, independientemente de la fase en que se encuentre su enfermedad.

2. Atención personalizada:
Al tener en cuenta el historial, las preferencias y las necesidades de cada paciente, los cuidadores pueden adaptar las intervenciones y los tratamientos para que sean lo más beneficiosos y significativos posible.

3. Integrar las dimensiones emocional y espiritual :
La progresión de la enfermedad de Alzheimer puede plantear cuestiones existenciales tanto a los pacientes como a sus seres queridos. La atención holística incluye el apoyo espiritual y emocional como elemento esencial del bienestar general.

4. La importancia de las relaciones :
Mantener relaciones significativas es fundamental para el

bienestar humano. Un enfoque holístico valora y apoya las relaciones entre el paciente, la familia, los amigos y los cuidadores, reconociendo que cada uno desempeña un papel vital en la red de apoyo del paciente.

5. Integrar terapias complementarias :
Además de las intervenciones médicas y farmacológicas tradicionales, una visión holística puede integrar terapias complementarias como la musicoterapia, la aromaterapia, la terapia artística y otras modalidades para apoyar el bienestar general.

6. Apoyo a los cuidadores:
Un enfoque holístico también reconoce las necesidades de los cuidadores, que pueden experimentar un importante estrés emocional, físico y psicológico. Proporcionarles apoyo, formación y recursos es crucial para garantizar una atención de calidad.

Un enfoque holístico de los cuidados pretende garantizar el respeto, la dignidad y el bienestar de las personas con enfermedad de Alzheimer. Pretende mirar más allá de los síntomas y responder a las necesidades complejas e interdependientes de cada individuo, ofreciendo una atención más integral y humana.

Integración de prácticas tradicional y alternativa

La enfermedad de Alzheimer, con su complejidad intrínseca, ha impulsado a muchos cuidadores, investigadores y familiares a ampliar el espectro de intervenciones terapéuticas disponibles. Además de los enfoques médicos convencionales, muchas prácticas tradicionales y alternativas han mostrado un potencial prometedor para ayudar a las personas que padecen esta enfermedad degenerativa.

Históricamente, la medicina tradicional ha sido la columna vertebral de los sistemas sanitarios de muchas culturas de todo el mundo. Estos enfoques, a menudo heredados de siglos de sabiduría y práctica, ofrecen perspectivas y métodos diferentes a los de la medicina occidental. Además, las terapias alternativas, aunque más recientes, a menudo tratan de llenar las lagunas dejadas por las intervenciones convencionales.

1. Medicina tradicional china (MTC):
Los estudios han demostrado que ciertas hierbas utilizadas en la MTC, como el Ginkgo biloba, pueden ofrecer beneficios cognitivos a los pacientes de Alzheimer, aunque las pruebas siguen siendo contradictorias.

2. Ayurveda:
Esta medicina tradicional india utiliza una combinación de hierbas, dieta y prácticas físicas (como el yoga) para equilibrar el cuerpo y la mente. La ashwagandha, por ejemplo, es una hierba recomendada a menudo para favorecer la salud cognitiva.

3. Aromaterapia:
Los aceites esenciales como el de lavanda o romero se utilizan para calmar la ansiedad o estimular la memoria, respectivamente. Aunque no son curativos, pueden mejorar la calidad de vida.

4. Enfoques nutricionales :
Dietas como la mediterránea o la MIND, ricas en antioxidantes y ácidos grasos omega-3, se han asociado a una mejor salud cognitiva.

5. Terapias energéticas:
Técnicas como el Reiki o el Qi Gong buscan equilibrar la energía vital del cuerpo y pueden ayudar a controlar el estrés y la ansiedad.

6. Masaje y toque terapéutico :
Estas técnicas pueden ayudar a reducir la ansiedad, mejorar el estado de ánimo y la circulación.

La integración de estas terapias tradicionales y alternativas requiere un enfoque prudente. Es esencial asegurarse de que cualquier intervención sea segura y no contradiga el tratamiento médico en curso. Además, es crucial reconocer que, aunque estos métodos pueden ofrecer un apoyo valioso, no sustituyen a las intervenciones médicas convencionales sino que las complementan.

Por ello, un diálogo abierto entre pacientes, familiares, cuidadores y profesionales sanitarios es esencial para el éxito de la integración. Con una visión holística de los cuidados, que abarque tanto las prácticas convencionales como las alternativas, podemos ofrecer una gama más amplia de opciones para mejorar la calidad de vida de las personas con enfermedad de Alzheimer.

Colabore con profesionales no convencionales

En el complejo panorama de la atención a la enfermedad de Alzheimer, hay una serie de terapeutas y profesionales que ofrecen intervenciones poco convencionales. Estas intervenciones, que abarcan desde la medicina tradicional hasta las terapias complementarias y alternativas, pueden proporcionar una dimensión adicional de apoyo a los pacientes y sus familias.

Uno de los primeros pasos para trabajar con médicos no convencionales es el reconocimiento mutuo del papel único que cada uno desempeña en el bienestar general del paciente. Mientras que la medicina convencional puede centrarse en los síntomas, la progresión de la enfermedad y la medicación, los médicos no convencionales pueden ofrecer métodos destinados a mejorar la calidad de vida, gestionar el estrés y apoyar el bienestar emocional y espiritual.

1. Establezca una comunicación abierta :
Un diálogo regular y transparente entre los médicos convencionales y no convencionales garantiza que toda la atención esté coordinada y centrada en el interés superior del paciente. También puede ayudar a identificar posibles interacciones o contraindicaciones entre las distintas intervenciones.

2. Educación mutua :
Comprender los fundamentos de las diferentes modalidades de tratamiento permite una colaboración más fluida. Se pueden organizar talleres o seminarios para que los profesionales de ambas partes puedan aprender unos de otros.

3. Planificación integrada de los cuidados :
La creación de un plan de cuidados que incluya intervenciones convencionales y no convencionales proporciona un enfoque holístico. Esto puede incluir medicación, aromaterapia, masajes, acupuntura u otras terapias.

4. Garantizar la seguridad:
Aun reconociendo el valor de las intervenciones no convencionales, es crucial garantizar que sean seguras para el paciente. La verificación de las cualificaciones, la supervisión de las posibles interacciones farmacológicas y la consideración de las necesidades específicas del paciente son esenciales.

5. Reconocer y respetar las decisiones de los pacientes y sus familias :
Las decisiones sobre los cuidados deben tomarse siempre con el paciente y su familia. La toma de decisiones compartida garantiza que los cuidados reflejen los valores, creencias y preferencias del paciente.

El principal objetivo de colaborar con profesionales no convencionales es ofrecer a los pacientes de Alzheimer el espectro de cuidados más completo y atento posible. Al integrar intervenciones que aborden lo físico, lo emocional y lo espiritual, podemos esperar ofrecer una mejor calidad de vida a quienes se enfrentan a los retos de esta enfermedad degenerativa.

Capítulo 30

GESTIÓN
DOLOR
Y MALESTAR

Evaluación del dolor
en pacientes no comunicativos

Evaluar el dolor en pacientes no comunicativos, como los que padecen la enfermedad de Alzheimer avanzada u otras afecciones neurodegenerativas, supone un gran reto para los profesionales sanitarios. A menudo, estos pacientes no pueden expresar verbalmente sus sentimientos o molestias. Sin embargo, el dolor no tratado puede provocar complicaciones y reducir considerablemente la calidad de vida. A continuación le explicamos cómo realizar una evaluación eficaz en estas circunstancias:

1. Observe los cambios de comportamiento :
Los pacientes no comunicativos pueden expresar su dolor a través de un comportamiento no verbal. Esto puede incluir muecas, llanto, agitación, aislamiento o incluso un comportamiento agresivo. Debe prestarse especial atención a estos signos, sobre todo después de un procedimiento o movimiento que pueda causar dolor.

2. Busque signos fisiológicos:
Los cambios en las constantes vitales, como el aumento de la frecuencia cardiaca, la tensión arterial o la respiración, pueden ser indicadores de dolor. Del mismo modo, la sudoración o el enrojecimiento pueden ser señales.

3. Utilice escalas de evaluación específicas :
Existen escalas de evaluación del dolor diseñadas específicamente para pacientes no comunicativos. Escalas como DOLOPLUS-2 o PAINAD pueden ser útiles para cuantificar y controlar el dolor en estos pacientes a partir de diversos indicadores conductuales.

4. Evalúe con regularidad:
El dolor debe evaluarse con regularidad, sobre todo después de procedimientos o tratamientos que puedan aumentar las molestias. La evaluación continua permite ajustar las intervenciones en consecuencia.

5. Pregunte a sus allegados:

Los familiares y cuidadores pueden reconocer a menudo signos sutiles de dolor que el personal médico puede pasar por alto. Conocen al paciente y pueden detectar cambios de hábitos o de comportamiento.

6. Exploración física dirigida :

Un examen físico puede ayudar a localizar el origen del dolor. Por ejemplo, durante el examen puede identificarse una zona inflamada, una lesión o una infección.

7. Opte por intervenciones multimodales:

Una vez identificado el dolor, debe tratarse mediante una combinación de enfoques, que pueden incluir medicación, terapias físicas e intervenciones no farmacológicas como la música o el toque terapéutico.

Reconocer y tratar el dolor en los pacientes no comunicativos es esencial para mejorar su calidad de vida. Aunque se trata de un reto, con una observación cuidadosa y una evaluación periódica, los profesionales sanitarios pueden responder eficazmente a las necesidades de estos pacientes vulnerables.

Técnicas no farmacológicas tratamiento del dolor

El tratamiento del dolor es una parte central de la atención al paciente y, aunque los fármacos desempeñan un papel crucial en este proceso, los enfoques no farmacológicos ofrecen alternativas importantes, sobre todo para aquellos que pueden ser sensibles a los efectos secundarios de los medicamentos o que buscan complementar su régimen de tratamiento. He aquí una exploración de algunas de estas técnicas:

1. Fisioterapia :
   - **Fisioterapia:** Puede ayudar a fortalecer los músculos, aumentar la flexibilidad y mejorar la movilidad, lo que a su vez puede reducir el dolor, sobre todo el asociado a afecciones musculoesqueléticas.
   - **Hidroterapia:** El uso de agua, caliente o fría, para aliviar el dolor. Por ejemplo, un baño caliente puede relajar los músculos y aumentar la circulación sanguínea.
2. Terapias cuerpo-mente :
   - **Meditación y atención plena:** Estas prácticas ayudan a volver a centrar la mente y pueden reducir la percepción del dolor.
   - **Biorretroalimentación:** Técnica en la que se aprende a controlar las funciones fisiológicas para reducir el dolor.
   - **Relajación guiada:** Utilizar la visualización o la relajación muscular progresiva para reducir la tensión y el dolor.
3. Terapias manuales :
   - **Terapia de masajes:** Los masajes pueden relajar los músculos, aumentar la circulación sanguínea y mejorar el bienestar general.
   - **Quiropráctica: Los** ajustes quiroprácticos pueden ayudar a alinear la columna vertebral, reduciendo así el dolor.
   - **Osteopatía:** Un enfoque holístico que se centra en tratar todo el cuerpo para aliviar el dolor.
4. Enfoques energéticos :
   - **Acupuntura:** Esta antigua práctica china utiliza finas agujas que se insertan en puntos específicos del cuerpo para reducir el dolor.
   - **Reiki: Un** método de curación energética que puede ayudar a equilibrar las energías del cuerpo y reducir el dolor.

5. Aplicaciones de calefacción y refrigeración :
   • El calor puede relajar y aliviar los músculos al tiempo que aumenta el flujo sanguíneo, mientras que el frío puede reducir la inflamación y adormecer la zona dolorida.
6. Estimulación eléctrica transcutánea (TENS) :
   • Una pequeña máquina envía impulsos eléctricos a la piel para reducir la percepción del dolor.
7. Terapias artísticas :
   • La musicoterapia, la arteterapia y la danzaterapia pueden ayudar a desviar la atención del dolor y a gestionarlo emocionalmente.
8. Educación y autogestión :
   • Aprender sobre el dolor, sus causas y cómo gestionarlo puede dar a los pacientes las herramientas que necesitan para controlar mejor su enfermedad.

Es importante recordar que el dolor es una experiencia subjetiva y que lo que funciona para un paciente puede no funcionar para otro. Un enfoque individualizado y holístico, que combine métodos farmacológicos y no farmacológicos, ofrece las mejores posibilidades de éxito en el tratamiento del dolor.

La importancia de la interpretación señales no verbales

En el mundo de los cuidados y el bienestar, sobre todo para las personas con enfermedades neurodegenerativas como el Alzheimer, no se puede subestimar la importancia de interpretar las señales no verbales. He aquí por qué:

   • **Expresión primaria de necesidades y emociones:** En los pacientes que tienen dificultades para comunicarse verbalmente, los gestos, las expresiones faciales y la postura se convierten a menudo en los principales medios para expresar necesidades, malestar, dolor o emociones.

- **Identificación precoz de problemas: Por** ejemplo, un paciente que hace muecas puede estar sufriendo dolor. Un paciente que se retrae podría indicar ansiedad o miedo.
- **Establecer una relación de confianza:** Cuando los cuidadores prestan atención y responden adecuadamente a las señales no verbales, esto puede generar confianza y comodidad entre el cuidador y el paciente.
- **Prevenir situaciones conflictivas:** Al reconocer a tiempo los signos de agitación o angustia, es posible intervenir antes de que el paciente se vuelva agresivo o se estrese en extremo.
- **Facilitar la comunicación:** Para las personas con problemas para hablar o formular pensamientos, interpretar correctamente las señales no verbales puede facilitar enormemente la comprensión y el intercambio.
- **Comprensión cultural:** Ciertas señales no verbales pueden tener significados diferentes en las distintas culturas. Ser sensible y estar informado al respecto puede ayudar a evitar malentendidos.
- **Evaluar la eficacia de la atención:** Las reacciones no verbales de los pacientes pueden proporcionar pistas sobre la eficacia de un tratamiento o intervención. Por ejemplo, un paciente puede relajarse tras recibir analgésicos, lo que indica una reducción del dolor.
- **Apoyar la dignidad del paciente:** Al prestar atención a las señales no verbales, los cuidadores reconocen y validan la experiencia del paciente, lo que puede apoyar su sentido de la dignidad y la autoestima.

Aunque las palabras son poderosos vectores de comunicación, las señales no verbales ofrecen una valiosa ventana al estado emocional, físico y mental de los pacientes, en particular de aquellos que pueden no ser capaces de expresarse plenamente a través del habla. La interpretación cuidadosa de estas señales es esencial para proporcionar una atención compasiva, eficaz e individualizada.

Capítulo 31

EL IMPACTO DE LA CULTURA Y DIVERSIDAD EN LA ATENCIÓN

Comprender las variaciones culturales en la percepción de la enfermedad

La percepción de la enfermedad, y en particular de enfermedades como el Alzheimer, varía considerablemente de una cultura a otra. Estas diferencias culturales influyen no sólo en cómo se percibe y comprende la enfermedad, sino también en cómo se gestiona y trata.

- **Etiología e interpretación:** En algunas culturas, la enfermedad de Alzheimer y otras formas de demencia no se consideran enfermedades neurodegenerativas, sino una parte normal del envejecimiento, o incluso una maldición, un hechizo o el resultado de acciones pasadas.
- **Estigma:** En algunos círculos, el diagnóstico de la enfermedad de Alzheimer puede conllevar un importante estigma, que puede disuadir a las familias de buscar ayuda o incluso de admitir la existencia de la enfermedad. Este estigma también puede afectar a la persona que padece la enfermedad, provocando su aislamiento y la falta de acceso a una atención adecuada.
- **Roles y responsabilidades familiares:** Las expectativas culturales pueden influir en cómo se dividen las responsabilidades del cuidado dentro de la familia. Por ejemplo, en algunas culturas puede esperarse que el hijo o la hija mayor asuma la responsabilidad principal de los cuidados, mientras que en otras esta responsabilidad puede repartirse de forma más amplia.
- **Actitudes hacia los cuidados profesionales:** En algunas culturas, el cuidado de los ancianos o enfermos en casa por parte de la familia es la norma, y la idea de confiar a un ser querido a una institución es impensable. Esto contrasta con otras culturas en

las que los cuidados institucionales o profesionales pueden estar más aceptados.

- **Estrategias de afrontamiento y apoyo: Los** recursos espirituales, religiosos y comunitarios desempeñan un papel crucial en la forma en que muchas culturas afrontan la enfermedad. La oración, los rituales y las ceremonias pueden ser importantes mecanismos de afrontamiento.
- **Comunicación y expresión:** La forma de describir los síntomas y la disposición a hablar abiertamente de ellos pueden variar. En algunas culturas, puede que se haga hincapié en los síntomas emocionales o conductuales, mientras que en otras, puede que se informe más de los síntomas físicos.
- **Decisiones médicas y éticas: Las** actitudes hacia el consentimiento informado, la revelación del diagnóstico, el final de la vida y las voluntades anticipadas están profundamente influidas por factores culturales.

Reconocer y comprender estas variaciones culturales es esencial para proporcionar una atención eficaz y compasiva. Los profesionales sanitarios deben formarse en competencia cultural para poder interactuar con los pacientes y sus familias de forma respetuosa y sensible a sus creencias, valores y preferencias.

Adaptar los cuidados
por la diversidad étnica y religiosa

En un momento en que la globalización hace que nuestras sociedades sean cada vez más diversas, es crucial adaptar la atención para tener en cuenta los diferentes orígenes étnicos y religiosos de los pacientes, sobre todo en ámbitos delicados como la atención al Alzheimer.

- **Conocimientos culturales:** El primer paso para adaptar los cuidados es adquirir conocimientos sobre las principales creencias, prácticas y valores asociados a los diferentes grupos étnicos y religiones. Este conocimiento permite a los profesionales sanitarios comprender mejor el contexto en el que los pacientes perciben y experimentan su enfermedad.
- **Formación en competencia cultural:** no basta con conocer las diferentes culturas, también hay que saber integrar estos conocimientos en la práctica clínica diaria. Esto ayuda a evitar malentendidos, mejorar la comunicación y proporcionar una atención adecuada.
- **Evaluación individual:** Incluso dentro de un mismo grupo étnico o religión, las creencias y prácticas pueden variar de una persona a otra. Por lo tanto, es crucial formular preguntas abiertas para comprender las necesidades específicas de cada paciente.
- **Respeto de los ritos y rituales:** Ciertas prácticas o rituales pueden ser de gran importancia para los pacientes y sus familias. Por ejemplo, ritos de oración en momentos concretos, restricciones dietéticas o rituales al final de la vida.
- **Lengua y comunicación:** Las barreras lingüísticas pueden ser un obstáculo importante. El uso de intérpretes o de tecnologías de traducción puede ayudar a garantizar que los pacientes y sus familias comprendan plenamente la información y las recomendaciones médicas.
- **Incluir a la familia:** En muchas culturas, la familia desempeña un papel central en la toma de decisiones médicas. Por lo tanto, es esencial incluirlos en las discusiones y en los planes de cuidados.
- **Adaptar las intervenciones :** Las intervenciones terapéuticas, ya sean médicas, psicosociales o de otro tipo, deben adaptarse para tener en cuenta las creencias y valores del paciente. Esto puede incluir la

254

modificación de los enfoques terapéuticos o la búsqueda de alternativas que sean culturalmente apropiadas.

- **Colaboración con los líderes comunitarios:** En determinadas situaciones, puede ser beneficioso colaborar con los líderes religiosos o comunitarios para obtener asesoramiento o para facilitar la comunicación y el entendimiento entre el personal médico y el paciente o la familia.
- **Recursos y materiales culturalmente apropiados:** Proporcionar folletos, vídeos u otros materiales educativos que reflejen la cultura y el idioma del paciente puede mejorar enormemente la comprensión y la adherencia al tratamiento.
- **Retroalimentación continua:** Es importante animar a los pacientes y a sus familias a que den su opinión sobre la atención que reciben, con el fin de ajustar y mejorar constantemente los enfoques culturalmente sensibles.

Tener en cuenta la diversidad étnica y religiosa no es sólo una cuestión de respeto, es también una forma de mejorar la calidad de la atención, generar confianza y garantizar que cada paciente reciba el apoyo más adecuado a su situación particular.

Formación y sensibilización a la diversidad para los cuidadores

En un mundo en constante cambio, marcado por la globalización y la mezcla de culturas, se hace imperativo que los cuidadores adquieran una formación profunda y una conciencia de la diversidad. Este enfoque, lejos de ser un simple añadido a sus competencias, es esencial si quieren responder a las necesidades cambiantes de los pacientes de orígenes diversos.

255

La formación en materia de diversidad no se limita al simple conocimiento de las diferentes culturas o religiones. Está profundamente arraigada en la comprensión de los matices, creencias y comportamientos que influyen en la forma en que las personas perciben la salud, la enfermedad y la atención médica. Es un viaje de aprendizaje en el que los cuidadores se encuentran a menudo desafiando sus propios prejuicios y estereotipos, con el fin de comprender mejor y respetar a aquellos a los que cuidan.

Pero, ¿por qué es esto tan crucial? La razón es sencilla: una mejor comprensión de los antecedentes culturales y étnicos de los pacientes conduce a una comunicación más fluida, una mejor adherencia al tratamiento y, en definitiva, a una mejor atención. Los pacientes se sienten comprendidos, respetados y más dispuestos a colaborar cuando sienten que se tienen en cuenta sus creencias y valores.

La sensibilización, por su parte, va más allá de la formación. Implica un compromiso continuo para ser consciente de las diferencias, mantenerse al día de los avances culturales y buscar activamente oportunidades para aprender. Puede adoptar la forma de talleres, debates en grupo o incluso intercambios interculturales. Los cuidadores también pueden beneficiarse del trabajo en red con profesionales sanitarios de otras culturas, aprendiendo directamente de fuentes auténticas.

Sin embargo, a pesar de toda su formación y concienciación, también se anima a los cuidadores a no hacer generalizaciones precipitadas. Cada individuo es único y las creencias y comportamientos pueden variar considerablemente incluso dentro de una misma cultura o religión. Por lo tanto, es esencial adoptar un enfoque individualizado, haciendo preguntas abiertas y escuchando activamente.

El objetivo es tender puentes de comprensión y respeto mutuos entre los cuidadores y sus pacientes. En un mundo en el que la diversidad es la norma y no la excepción, la formación y la concienciación sobre la diversidad no sólo son deseables, sino absolutamente necesarias.

Capítulo 32

INVESTIGACIÓN SOBRE LA PREVENCIÓN DEL ALZHEIMER

Los últimos hallazgos sobre los factores de riesgo

La investigación sobre la enfermedad de Alzheimer está en constante evolución, y periódicamente surgen nuevos descubrimientos que arrojan luz sobre las causas y los factores de riesgo asociados a esta enfermedad degenerativa. He aquí una fluida panorámica de los recientes descubrimientos relativos a los factores de riesgo de la enfermedad de Alzheimer:

Los avances en la investigación de la enfermedad de Alzheimer en los últimos años han ampliado nuestra comprensión de los factores de riesgo asociados a esta devastadora afección. Aunque la edad, los antecedentes familiares y la genética siguen siendo los factores predominantes, los nuevos hallazgos sugieren que el entorno, el estilo de vida y otros factores biológicos también pueden desempeñar un papel crucial en el desarrollo de la enfermedad.

En primer lugar, ahora se reconoce ampliamente que la salud cardiovascular está relacionada con la salud cerebral. La hipertensión, la diabetes, la obesidad y el tabaquismo pueden aumentar el riesgo de desarrollar la enfermedad de Alzheimer. ¿Por qué? Estas afecciones pueden comprometer el flujo sanguíneo al cerebro, afectando a los procesos neurológicos.

Además, los estudios han demostrado que el sueño desempeña un papel esencial en el proceso de "limpieza" del cerebro. Las alteraciones crónicas del sueño podrían impedir que el cerebro elimine eficazmente las proteínas beta-amiloides, que se acumulan y forman placas asociadas a la enfermedad de Alzheimer.

También se están estudiando los factores medioambientales, como la exposición a determinadas toxinas o contaminantes. Algunos investigadores están examinando la relación entre la exposición a metales pesados, como el aluminio, y la aparición de la enfermedad, aunque los resultados son aún objeto de debate.

El microbioma intestinal, el complejo ecosistema de bacterias que viven en nuestros intestinos, también está en el punto de mira. Las investigaciones sugieren que un desequilibrio en estas bacterias podría tener consecuencias inflamatorias que repercuten en el cerebro.

Por último, la salud mental también podría ser un factor. La depresión, el estrés crónico o la ansiedad prolongada se han asociado a un mayor riesgo de demencia. Aunque aún no se ha establecido claramente la relación causal, estas afecciones pueden agravar los síntomas o acelerar la progresión de la enfermedad.

Es esencial señalar que la presencia de uno o varios de estos factores de riesgo no garantiza el desarrollo de la enfermedad de Alzheimer. Sin embargo, comprenderlos puede allanar el camino para intervenciones preventivas, un tratamiento más precoz y mejores perspectivas para los afectados o en riesgo.

Dieta, estilo de vida y prevención

La relación entre la dieta, el estilo de vida y la prevención de la enfermedad de Alzheimer es un área de creciente interés. Numerosos estudios han demostrado que un estilo de vida saludable no sólo puede reducir el riesgo de enfermedades cardiovasculares, diabetes y otras afecciones, sino que también tiene un impacto positivo en la salud cognitiva. Descubra cómo la dieta y el estilo de vida pueden desempeñar un papel en la prevención de la enfermedad de Alzheimer.

La dieta mediterránea, rica en fruta, verdura, aceite de oliva, frutos secos, pescado y cereales integrales, se ha asociado a un menor riesgo de enfermedades neurodegenerativas. Esta dieta fomenta el consumo de antioxidantes y ácidos grasos omega-3, que pueden proteger el cerebro contra el daño oxidativo y la inflamación. Limitar el consumo de carne roja, alimentos procesados y azúcar también puede ayudar a prevenir la acumulación de placas beta-amiloides, relacionadas con la enfermedad de Alzheimer.

La actividad física regular es otro pilar esencial de la prevención. El ejercicio mejora el flujo sanguíneo al cerebro, fomenta la neuroplasticidad y puede ayudar a prevenir la atrofia cerebral. Caminar, nadar, hacer yoga o cualquier otra forma de actividad que aumente el ritmo cardíaco puede contribuir a la salud cerebral.
El compromiso mental y social es igual de importante. La lectura, los juegos de reflexión, el aprendizaje permanente y la interacción social pueden reforzar la resistencia del cerebro frente al estrés. Mantener una red social activa, participar en grupos o clubes e incluso actividades sencillas como charlar con los amigos pueden desempeñar un papel protector contra el deterioro cognitivo.

El sueño también desempeña un papel crucial en la prevención. Durante el sueño profundo, el cerebro "limpia" los productos de desecho, incluidas las proteínas beta-amiloides. Por ello, dormir lo suficiente y con calidad puede reducir el riesgo de acumulación de estas proteínas.

Otros factores del estilo de vida, como la gestión del estrés, la meditación y las actividades relajantes, también pueden tener un impacto positivo en la salud cognitiva. El estrés crónico libera cortisol, una hormona que puede dañar el cerebro a largo plazo.

Por último, moderar el consumo de alcohol, dejar de fumar y controlar regularmente parámetros de salud como la tensión arterial, el colesterol y los niveles de azúcar en sangre también pueden contribuir a la prevención.

Aunque la genética desempeña un papel en la enfermedad de Alzheimer, unas elecciones de estilo de vida saludables pueden reducir significativamente el riesgo o retrasar la aparición de la enfermedad. Adoptar un enfoque holístico, que integre dieta, ejercicio y compromiso mental y social, puede ofrecer una sólida protección contra el deterioro cognitivo.

Implicaciones para la práctica enfermera

La práctica de la enfermería está en el corazón de la asistencia sanitaria, y los recientes descubrimientos relativos a la prevención de la enfermedad de Alzheimer a través de la dieta y el estilo de vida tienen implicaciones directas para las enfermeras. Las enfermeras desempeñan un papel fundamental en la educación, el apoyo y la aplicación de estas medidas preventivas. Veamos cómo pueden integrarse estos descubrimientos en la práctica enfermera:

- **Educación del paciente**: Las enfermeras pueden informar a los pacientes sobre los beneficios de una dieta sana, en particular la dieta mediterránea, y la importancia de hacer ejercicio con regularidad. Esto puede hacerse durante las visitas rutinarias o a través de talleres y seminarios.
- **Evaluación de los hábitos de vida**: Durante los controles de salud, las enfermeras pueden evaluar los

hábitos alimentarios, el nivel de actividad física, el sueño, el estrés y el consumo de alcohol y tabaco de los pacientes. Esto les permite centrarse en las áreas susceptibles de mejora.

- **Elaboración de planes de acción**: Sobre la base de la evaluación, las enfermeras pueden ayudar a los pacientes a elaborar planes de acción personalizados para adoptar un estilo de vida más saludable.
- **Apoyo emocional y psicológico**: La perspectiva de desarrollar la enfermedad de Alzheimer puede ser aterradora. Las enfermeras pueden ofrecer apoyo emocional, escuchar las preocupaciones de los pacientes y remitirlos a los recursos o profesionales adecuados si es necesario.
- **Colaboración con otros profesionales**: Las enfermeras pueden colaborar con nutricionistas, fisioterapeutas, psicólogos y otros profesionales para proporcionar una atención integral. Por ejemplo, si un paciente tiene problemas de sueño, podría ser beneficioso derivarlo a un especialista en sueño.
- **Formación continua**: Con los constantes avances en la investigación sobre el Alzheimer, es crucial que las enfermeras se mantengan al día. Asistir a cursos de formación, talleres y conferencias puede ayudarles a adquirir nuevos conocimientos y habilidades.
- **Promoción de la salud en la comunidad**: Más allá de los cuidados individuales, las enfermeras pueden participar en iniciativas comunitarias para promover una alimentación sana, la actividad física y otros aspectos de un estilo de vida saludable.
- **Documentación e investigación**: Al registrar los resultados de las intervenciones sobre el estilo de vida y participar en estudios, las enfermeras pueden contribuir a la base de conocimientos sobre la eficacia de las intervenciones.
- **Defensa**: Las enfermeras, como defensoras de los pacientes, pueden abogar por políticas que apoyen

entornos saludables, como espacios verdes para hacer ejercicio o acceso a alimentos nutritivos.

Las enfermeras, gracias a su posición única en el sistema sanitario, tienen el potencial de incorporar estos conocimientos sobre la prevención del Alzheimer a sus prácticas diarias, marcando así una diferencia positiva en la vida de muchos pacientes.

Capítulo 33

EL FUTURO DE LA ATENCIÓN Y EL TRATAMIENTO

Perspectivas y esperanzas en la investigación médica

La investigación médica siempre ha sido el faro que guía los avances en la atención sanitaria. Se basa en descubrimientos pasados, supera los retos presentes e ilumina las esperanzas futuras para los pacientes, los cuidadores y la sociedad en su conjunto. Las perspectivas y esperanzas actuales de la investigación médica son variadas y abarcan muchos ámbitos. He aquí una visión general:

- **Investigación genómica**: Con los avances en la secuenciación del genoma humano, la medicina personalizada es cada vez más factible. Se espera que la identificación de mutaciones genéticas y biomarcadores pueda guiar tratamientos a medida para enfermedades como el cáncer, las cardiopatías y los trastornos neurodegenerativos.
- **Terapias celulares**: Las células madre, con su capacidad para transformarse en cualquier tipo de célula del cuerpo, ofrecen un enorme potencial. Se están realizando estudios para utilizar células madre para regenerar tejidos dañados, como tras un ataque al corazón, o para tratar enfermedades como la diabetes.
- **Inmunoterapia**: Se trata de un enfoque revolucionario para tratar el cáncer "educando" al sistema inmunitario para que reconozca y ataque a las células cancerosas. Tratamientos como los inhibidores de los puntos de control y las células CAR-T han mostrado resultados prometedores.
- **CRISPR y las tecnologías de edición genética**: La capacidad de "corregir" las mutaciones genéticas en su origen podría revolucionar el tratamiento de las enfermedades genéticas raras.

- **Nanomedicina**: El uso de nanopartículas para dirigir la administración de fármacos promete reducir los efectos secundarios y aumentar la eficacia de los tratamientos.
- **Investigación sobre el microbioma**: Nuestra comprensión de la importancia de los miles de millones de microorganismos que viven en nuestro cuerpo, especialmente en el intestino, se ha disparado. Esta investigación podría conducir a nuevos enfoques para tratar enfermedades que van desde la depresión a la enfermedad inflamatoria intestinal.
- **Tecnologías de seguimiento e intervención a distancia**: Con la telemedicina y los dispositivos portátiles, el seguimiento y la intervención a distancia se están haciendo posibles, lo que podría transformar la forma en que se presta la asistencia, especialmente en zonas remotas.
- **Inteligencia artificial (IA)**: la IA y el aprendizaje automático se utilizan cada vez más en el diagnóstico, la interpretación de imágenes médicas e incluso la predicción de epidemias.
- **Neurociencia**: La comprensión del cerebro, con sus innumerables complejidades, es una de las principales áreas de investigación. Las esperanzas están puestas en el tratamiento de enfermedades como el Alzheimer, la esquizofrenia y la depresión.
- **Investigación en enfermedades** infecciosas: La pandemia de COVID-19 sirvió para recordar la importancia de la investigación en enfermedades infecciosas. Las vacunas de ARN mensajero, que se desarrollaron en un tiempo récord, son un ejemplo de innovación en este campo.

La investigación médica se encuentra en una encrucijada apasionante, con muchas vías prometedoras abiertas. Aunque persisten los retos, la innovación, la perseverancia y la colaboración mundial seguirán ampliando los límites de lo médicamente posible.

El papel de la tecnología en el futuro de la asistencia

La tecnología, con su rápida evolución y su capacidad para transformar industrias enteras, desempeña un papel cada vez más central en la asistencia sanitaria. Su capacidad para facilitar, mejorar y revolucionar la asistencia es impresionante. He aquí cómo la tecnología podría desempeñar un papel clave en el futuro de la asistencia sanitaria:

- **Telemedicina y atención a distancia**: La telemedicina ya ha demostrado su potencial durante la pandemia de COVID-19, permitiendo a los pacientes acceder a las consultas sin salir de casa. También reduce las barreras geográficas, facilitando a los pacientes de zonas rurales o remotas el acceso a los especialistas.
- **Dispositivos wearables y monitorización en tiempo real**: Los smartwatches, las pulseras y otros dispositivos wearables permiten monitorizar en tiempo real parámetros como la frecuencia cardiaca, la tensión arterial o los niveles de azúcar en sangre. Estos datos pueden alertar a los pacientes y a los profesionales sanitarios de posibles problemas antes de que se conviertan en críticos.
- **Inteligencia artificial y diagnóstico**: la IA tiene el potencial de analizar con rapidez y precisión enormes volúmenes de datos, en particular para ayudar al diagnóstico, predecir el riesgo de enfermedad o incluso sugerir tratamientos.

- **Robótica y cirugía**: Los asistentes robóticos pueden aumentar la precisión de los cirujanos, permitir procedimientos mínimamente invasivos y reducir los tiempos de recuperación de los pacientes.
- **Impresión en 3D**: Desde la creación de prótesis a medida hasta la fabricación de tejidos y órganos, la impresión en 3D tiene el potencial de revolucionar nuestra forma de abordar la atención sanitaria.
- **Realidad** virtual y aumentada: Ya sea para la formación de profesionales sanitarios, la rehabilitación de pacientes o el tratamiento del dolor, la realidad virtual y aumentada ofrece oportunidades innovadoras.
- **Terapias genéticas y personalizadas**: Gracias a los avances tecnológicos en la secuenciación genómica, estamos avanzando hacia tratamientos personalizados basados en la genética individual.
- **Interconexión e historiales médicos electrónicos**: Un acceso rápido y seguro a los historiales médicos de los pacientes puede facilitar la coordinación de la atención y evitar errores médicos.
- **Seguridad y confidencialidad**: Con la creciente digitalización de los datos sanitarios, la tecnología también desempeña un papel crucial en la protección de estos datos frente a violaciones y ciberataques.
- **Educación y concienciación**: Las plataformas en línea, las aplicaciones y las herramientas interactivas pueden facilitar la formación continua de los profesionales sanitarios y la educación de los pacientes sobre sus propias afecciones.

La tecnología promete hacer que la asistencia sanitaria sea más eficaz, accesible y personalizada. Sin embargo, debe desplegarse con cuidado, teniendo en cuenta las preocupaciones éticas, la seguridad de los datos y la equidad en el acceso. Si situamos a los pacientes en el centro de estas innovaciones, podremos aspirar a un futuro en el que la tecnología enriquezca la experiencia sanitaria de todos.

Visión sobre la evolución de la profesión enfermera en las unidades de Alzheimer

La profesión de enfermería especializada en Alzheimer se enfrenta a retos únicos, dada la naturaleza compleja y progresiva de la enfermedad de Alzheimer. Esta afección, combinada con el envejecimiento de la población en muchos países, significa que es probable que la demanda de cuidados especializados aumente en los próximos años. He aquí una visión de la posible evolución de la enfermería en este campo:

- **Mayor especialización**: Las enfermeras que trabajan en unidades de Alzheimer pueden necesitar una formación más especializada para gestionar con eficacia los síntomas conductuales y psicológicos de la demencia.
- **Uso creciente de la tecnología**: Como ya se ha mencionado, la integración de la tecnología en los cuidados de los enfermos de Alzheimer será esencial. Ya sea para la supervisión, el compromiso o la formación, las enfermeras tendrán que sentirse cómodas con estas herramientas.
- **Enfoque holístico de la atención**: Más allá de las necesidades médicas, comprender y responder a las necesidades emocionales, sociales y espirituales de los pacientes se convertirá en una parte integral de la profesión.
- **Colaboración interdisciplinar**: El cuidado de los enfermos de Alzheimer requiere a menudo la participación de varios profesionales (terapeutas ocupacionales, psicólogos, fisioterapeutas, etc.). La

enfermera desempeñará a menudo el papel de coordinadora, asegurando una comunicación fluida entre los distintos profesionales implicados.

- **Educación y concienciación**: Frente al estigma que rodea a la demencia, las enfermeras desempeñarán un papel fundamental en la educación del público, de las familias e incluso de otros profesionales sanitarios.
- **Investigación clínica**: Con una enfermedad tan prevalente y debilitante como el Alzheimer, la investigación clínica será crucial. Las enfermeras podrían desempeñar un papel más activo en la investigación, ya sea implementando ensayos clínicos u observando y documentando los síntomas y progresos de los pacientes.
- **Defender los derechos de los pacientes**: Garantizar la dignidad, los derechos y el bienestar de los pacientes de Alzheimer siempre estará en el centro de la profesión. Esto incluye cuestiones éticas como el consentimiento informado, la toma de decisiones médicas, etc.
- **Apoyo a los cuidadores**: Dado el estrés y la carga emocional asociados al cuidado de enfermos de Alzheimer, el bienestar y el apoyo de los cuidadores serán esenciales. Esto podría adoptar la forma de formación adicional, grupos de apoyo o recursos de salud mental.

La profesión de enfermera especializada en Alzheimer está en constante evolución. Ante los retos únicos que plantea la enfermedad, las enfermeras seguirán adaptando e innovando sus enfoques para ofrecer los mejores cuidados posibles a sus pacientes.

Capítulo 34

PERSPECTIVAS DE FUTURO PARA EL CUIDADO DEL ALZHEIMER

Progreso médica y terapéutica

La enfermedad de Alzheimer, como forma más común de demencia, ha sido objeto de muchas investigaciones a lo largo de los años. Los avances médicos y terapéuticos son cruciales para mejorar la calidad de vida de los pacientes y, con el tiempo, encontrar una cura. He aquí una visión general de los avances recientes en este campo:

- **Nuevos fármacos**: Aunque los fármacos disponibles en la actualidad están destinados principalmente a ralentizar la progresión de los síntomas, se sigue investigando en tratamientos que puedan detener o incluso invertir la progresión de la enfermedad.
- **Terapias no farmacológicas**: Intervenciones como la musicoterapia, la terapia artística, la aromaterapia y la terapia con animales han mostrado resultados prometedores en la mejora del estado de ánimo, la reducción de la ansiedad y la mejora de la comunicación en los pacientes de Alzheimer.
- **Detección precoz**: La capacidad de diagnosticar la enfermedad de Alzheimer en una fase temprana, incluso antes de que aparezcan los síntomas, podría permitir iniciar antes el tratamiento. Los avances en las imágenes cerebrales, los biomarcadores y las pruebas genéticas apuntan en esta dirección.
- **Terapia génica**: La investigación sobre la manipulación genética para tratar o prevenir la enfermedad de Alzheimer se encuentra aún en una fase temprana, pero ofrece una prometedora vía de avance.
- **Vacunas**: Se están realizando estudios para desarrollar una vacuna contra la enfermedad de Alzheimer que se dirija específicamente a las placas amiloides o los ovillos neurofibrilares característicos de la enfermedad.

- **Tecnología**: El uso de aplicaciones, videojuegos terapéuticos y dispositivos de realidad virtual ofrece nuevas formas de estimular el cerebro, mejorar la memoria y ralentizar la progresión de la enfermedad.
- **Apoyo a los cuidadores**: Reconociendo la enorme presión que sufren los cuidadores de enfermos de Alzheimer, se están poniendo en marcha nuevos programas y recursos para ofrecerles apoyo emocional, educativo y práctico.
- **Intervenciones en el estilo de vida**: Los estudios han demostrado que las intervenciones centradas en la dieta, el ejercicio y el bienestar mental pueden tener un impacto positivo en la salud cognitiva.
- **Investigación de los factores de riesgo**: Comprender por qué algunas personas desarrollan Alzheimer y otras no es crucial. Investigaciones recientes han explorado factores como la inflamación, las infecciones y los desequilibrios en el microbioma intestinal.
- **Tratamiento personalizado**: Al igual que en otras áreas de la medicina, la investigación sobre el Alzheimer avanza hacia tratamientos más personalizados basados en las necesidades específicas de cada paciente.

Sigue existiendo la esperanza de que los avances médicos y terapéuticos conduzcan a tratamientos más eficaces, o incluso a la cura, de la enfermedad de Alzheimer. La clave reside en seguir invirtiendo en investigación e innovación.

La evolución de la formación enfermera geriátrica

La evolución de la formación en enfermería geriátrica refleja los cambios sociales, los avances médicos y el creciente reconocimiento de las necesidades específicas de los ancianos. La atención a los ancianos es cada vez más compleja y requiere un enfoque holístico que tenga en cuenta no sólo los aspectos médicos, sino también las dimensiones psicológicas, sociales y culturales de la vida del anciano.

- **Antecedentes**: Originalmente, la formación en enfermería era generalista, con poca especialización en geriatría. La atención a los ancianos solía centrarse en los cuidados de confort, sin un enfoque específico.
- **Reconocimiento de la geriatría como especialidad**: A medida que las sociedades occidentales envejecían y las necesidades de los ancianos se hacían más complejas, se hizo patente la necesidad de una formación especializada en geriatría.
- **Integrar la multidisciplinariedad**: La formación en enfermería geriátrica ha ido integrando la importancia de trabajar en equipo con otros profesionales, como médicos geriatras, trabajadores sociales, terapeutas ocupacionales, fisioterapeutas y psicólogos.
- **Enfoque** centrado en la persona: Los planes de estudios han evolucionado para hacer hincapié en un enfoque centrado en la persona, valorando la autonomía, la dignidad y las preferencias individuales de los pacientes ancianos.
- **Formación continua y especializada**: Además de la formación inicial, se han creado programas de formación continua y especializada en geriatría que permiten a las enfermeras mantenerse al día de las mejores prácticas y de las últimas investigaciones en este campo.
- **Incorporación de la tecnología**: La tecnología se ha convertido en un elemento clave de la atención geriátrica, con formación en el uso de herramientas

tecnológicas para evaluar, supervisar y mejorar la calidad de vida de los ancianos.

- **Énfasis en la prevención**: La formación también incluyó la prevención de enfermedades crónicas, la promoción de la salud y la importancia de la actividad física y de una dieta equilibrada para el bienestar de las personas mayores.
- **Enfoques no farmacológicos**: En respuesta a la preocupación por la sobremedicación de los ancianos, la formación en enfermería geriátrica ha incorporado técnicas no farmacológicas para tratar problemas como el dolor, la agitación o el insomnio.
- **Competencias culturales**: A medida que las sociedades se han ido diversificando, la formación ha incorporado la importancia de comprender y respetar las diferencias culturales, religiosas y étnicas en el cuidado de los ancianos.
- **Investigación y participación en la ciencia enfermera**: Se anima a las enfermeras a participar en la investigación geriátrica, contribuyendo así al desarrollo del conocimiento y de las mejores prácticas en este campo.

La evolución de la formación en enfermería geriátrica refleja la transformación de la atención a las personas mayores, reconociendo la singularidad y la complejidad de esta población y la importancia de proporcionar una atención de alta calidad, respetuosa y centrada en la persona.

Esperanzas, retos y oportunidades en el horizonte

El panorama de la atención a las personas mayores, en particular a las que padecen Alzheimer y otras formas de demencia, cambia constantemente. Al mirar hacia el futuro, hay muchas esperanzas, retos y oportunidades en el horizonte.

Sub23 :
- **Descubrimientos médicos**: Las esperanzas de encontrar una cura o tratamientos más eficaces para el Alzheimer son grandes, gracias a los continuos avances en la investigación médica.
- **Tecnología**: La creciente integración de la tecnología ofrece la esperanza de mejorar la calidad de vida de los pacientes, facilitar el trabajo de los cuidadores y optimizar la gestión y el seguimiento de los cuidados.
- **Enfoques holísticos**: La creciente concienciación sobre la importancia de un enfoque holístico, que integre el bienestar físico, mental, emocional y espiritual, ofrece la esperanza de una atención más completa y centrada en la persona.
- **Colaboración interdisciplinar**: La esperanza de una mayor colaboración entre los distintos profesionales sanitarios permitirá a los pacientes recibir una atención más completa y eficaz.

Desafíos :
- **Demografía**: El aumento de la población anciana plantea retos en términos de capacidad asistencial, infraestructuras y recursos.
- **Atención compleja**: A medida que los pacientes viven más tiempo, a menudo desarrollan una serie de afecciones crónicas que requieren una gestión compleja.
- **Costes**: El aumento de los costes de la asistencia sanitaria, combinado con el incremento de la demanda, plantea retos en términos de financiación y accesibilidad.
- **Falta de profesionales formados**: La creciente demanda de profesionales sanitarios especializados

en el cuidado de ancianos y enfermos de Alzheimer supera a menudo la oferta.

Oportunidades :

- **Formación y educación**: Con la creciente concienciación sobre las necesidades específicas de los pacientes ancianos, existe la oportunidad de ampliar y mejorar la formación de los profesionales sanitarios en este ámbito.
- **Innovaciones tecnológicas**: Nuevas tecnologías como la inteligencia artificial, la telemedicina y la monitorización a distancia ofrecen oportunidades para transformar la forma en que se presta la asistencia.
- **Terapias alternativas**: Cada vez hay más posibilidades de integrar enfoques terapéuticos no tradicionales, como la aromaterapia, la musicoterapia o la arteterapia, en el plan de cuidados.
- **Trabajar con las familias y los voluntarios**: implicar a las familias y a los voluntarios puede ser un recurso valioso para mejorar la calidad de la atención y el bienestar de los pacientes.

El futuro de la atención a las personas con Alzheimer y a los ancianos en general es a la vez prometedor y está lleno de retos. Sin embargo, con el compromiso continuado de los profesionales sanitarios, los investigadores, las familias y las comunidades, existe una sólida esperanza de mejorar la calidad de vida de estas personas y superar los retos que nos esperan.

www.ingramcontent.com/pod-product-compliance
Lightning Source LLC
Chambersburg PA
CBHW071201290526

45796CB00008B/96